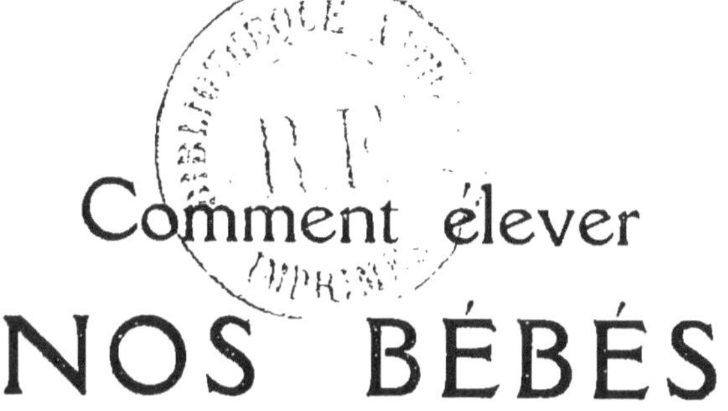

Comment élever
NOS BÉBÉS

FAIT EN FRANCE

Comment élever
NOS BÉBÉS

OU

MANUEL PRATIQUE

DE

PUÉRICULTURE

PAR

LE Dr P. PIRONNEAU

Ancien interne des Hôpitaux de Paris et de l'Hospice
des Enfants-Assistés
Chevalier de la Légion d'Honneur
Croix de Guerre

NOUVELLE ÉDITION REVUE ET CORRIGÉE

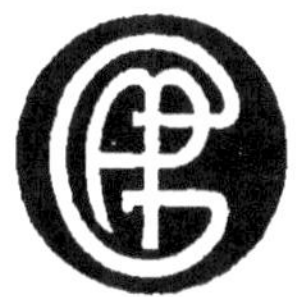

PARIS
LIBRAIRIE GARNIER FRÈRES
6, RUE DES SAINTS-PÈRES, 6

I

ANATOMIE ET PHYSIOLOGIE
DU NOUVEAU-NÉ

———

PREMIERS CRIS. — RESPIRATION. — CIRCULATION.

ATTITUDE. — PEAU. — CHEVEUX.

TÊTE. — CRANE. — FONTANELLES. — ONGLES.

YEUX. — OREILLES. — NEZ.

BOUCHE. — THORAX. — ABDOMEN. — MEMBRES

TEMPÉRATURE.

GARDE-ROBES. — URINES.

ANATOMIE ET PHYSIOLOGIE
DU NOUVEAU-NÉ

Les premiers cris. — Quand l'enfant vient au
monde, il semble, à en juger par ses cris, que sa
première impression soit fort désagréable. Il est
classique et naturel d'admettre qu'il éprouve une
sensation de froid ; il la manifeste non seulement
par ses vagissements, mais aussi par l'agitation de ses
membres. Le premier devoir est de le préserver immédiatement contre le froid et de l'envelopper dans
des langes chauds en attendant le premier bain.

La température du nouveau-né normal est de
37º2 à 37º8. Chez les enfants venus au monde avant
le terme prévu et d'une façon générale chez les
débiles, c'est-à-dire ceux dont le poids et la taille
sont notablement inférieurs aux chiffres moyens,
la température s'abaisse rapidement à 35º et au-
dessous. Plus l'enfant naît petit, plus il a tendance
à se refroidir ; il est souvent nécessaire de le placer
dans des appareils à température élevée, appelés
couveuses.

Une autre raison des cris de l'enfant est fournie
par la brusque perturbation qui se produit à la

naissance dans les fonctions respiratoire et circulatoire.

Respiration. — En effet c'est à cette minute que le jeu des poumons commence à s'établir ; l'air y pénètre pour la première fois ; aussi la respiration est-elle irrégulière dans son rythme, inégale dans son intensité, accélérée ; on peut compter environ quarante périodes inspiratoire et expiratoire par minute au lieu de seize à dix-huit chez l'adulte.

Circulation. — Du moment même où les poumons entrent en action, de profondes modifications surviennent aussitôt dans le mécanisme du cœur et de la circulation générale. En effet, jusqu'à la naissance, l'enfant reçoit directement de sa mère l'oxygène nécessaire à son organisme. Mais subitement il l'emprunte à l'air extérieur auquel il rend de l'acide carbonique et cela grâce à la mise en jeu de l'appareil respiratoire. Ce changement brusque donne lieu à des modifications complètes au niveau des cavités du cœur et des gros vaisseaux qui s'en détachent ; on comprend désormais que ces trois facteurs : sensation de froid, déclanchement subit des fonctions pulmonaires, transformation des courants circulatoires à l'intérieur du cœur et des gros vaisseaux, soient de nature à nous expliquer le malaise de l'enfant qui vient de naître, ses premiers cris, son agitation et ses grimaces. Que les mères s'en réjouissent, c'est le premier signe de la vie.

Au bout de quelques minutes, l'enfant séparé de sa mère après ligature et section du cordon ombilical bien enveloppé dans des langes chauds, déjà habitué à son nouveau régime respiratoire et circulatoire, s'endort paisiblement.

Ne cherchons plus désormais la vraie raison de ses cris ; toute sensation nouvelle est susceptible de les provoquer. N'y voyons que la preuve d'une sensibilité extrême dans ses divers modes : contact, température, douleur, faim. Sa mobilité est également très vive ; ainsi l'enfant nu, qu'il soit sur les bras de sa mère, dans son bain, réagit énergiquement en agitant ses membres, mouvements encore purement réflexes, sans but précis, mais traduisant sa grande vitalité.

Attitude. — Le nouveau-né tend à garder pendant quelques jours ou quelques semaines l'attitude de flexion qui lui était habituelle avant la naissance ; certaines mamans s'inquiètent de la nécessité où elles se trouvent parfois de tirer sur les jambes pour les mettre dans l'extension complète et emmailloter l'enfant. Qu'elles ne se troublent pas, le fait est normal et s'atténue de lui-même par la suite dans l'espace de quelques semaines au plus.

Peau. — A la naissance, la peau est recouverte d'un enduit gras qui disparaît avec les premiers bains. Il ne faut pas chercher par une friction intempestive à l'enlever totalement ; il cédera peu à peu au savonnage. La peau apparaît alors de teinte rose rouge, très accusée chez le nouveau-né bien portant, véritable congestion due à la richesse du sang ; mais au bout de peu de jours cette coloration rouge laisse place à une teinte jaune, parfois très accentuée,

1.

liée à la destruction de nombreux globules sanguins dont les pigments encombrent les couches superficielles de la peau. Ici encore nous devons tranquilliser les mères sur ce phénomène naturel quand il ne s'accompagne pas d'une altération de la santé de l'enfant. En effet la peau desquame en quelques semaines et garde ensuite la coloration et l'aspect définitif propres au premier âge.

Un riche duvet, très éphémère, couvre le dos et les lombes ; par place, notamment au niveau du sacrum, il est plus touffu.

Cheveux. — Quant aux cheveux, ils sont, suivant les cas, rares ou abondants, mais d'une façon générale ils tombent pendant les premiers mois ; à leur place poussent, dans le courant de la première année, les cheveux définitifs.

Ongles. — Les ongles existent à la naissance ; chez les enfants nés très prématurément, ils n'atteignent pas le bord libre des doigts. Inversement à ce qui se passe pour les cheveux, ils ne tombent pas par la suite à moins d'un trouble grave de la santé.

Quand on examine un enfant nouveau-né, on est frappé de la longueur du tronc opposée à la brièveté des membres.

Tête. — La tête présente une circonférence de 33 centimètres environ ; cette mensuration n'est pas sans intérêt, surtout comparée à celle du corps, du périmètre thoracique et autres segments ; il existe en effet entre le volume de la tête, la circonférence du thorax, la taille et le poids de l'enfant normal une harmonie qui traduit sa bonne constitution et un heureux accroissement. Ainsi la circonférence de la tête de l'enfant pendant la première année dépasse de un à trois centimètres celle du thorax ; cela tient au développement très actif du cerveau.

Chez certains hypotrophiques, chez certains rachitiques, enfants retardés ou troublés dans leur accroissement, la tête est volumineuse pour le thorax gracile, la taille et le poids inférieurs à la moyenne. Dans la deuxième année, l'accroissement du crâne diminue d'intensité, par contre celui du thorax est plus actif.

La forme de la tête varie dans les premiers mois ; la mollesse des os du crâne l'expose aux déformations que lui imprime, en raison de sa pesanteur, une pression continue sur un plan même peu résistant tel que l'oreiller du berceau.

L'enfant reste-t-il habituellement couché sur le dos, c'est la partie postérieure ou occiput qui s'aplatit ; le laisse-t-on en même position sur le côté, l'axe antéropostérieur de la tête se déplace suivant une ligne oblique à droite ou à gauche ; que les mères ne s'effraient pas de ces déformations, sans doute peu esthétiques, mais que la nature réparera spontanément du jour où le crâne va s'ossifier ; qu'il leur suffise de savoir l'intérêt qu'il peut y avoir à changer l'enfant de place dans son berceau.

Quand on palpe le crâne du nouveau-né, on sent, sous le cuir chevelu, plusieurs dépressions, dites fontanelles. Elles répondent à la suture encore très lâche des os du crâne entre eux. Elles sont au nombre de six : la fontanelle antérieure s'étend du front au sommet de la tête ; la fontanelle postérieure va du sommet à l'occiput, elle est à peine sensible à la naissance, car son ossification est déjà très avancée. De chaque côté les quatre fontanelles latérales s'oblitèrent aussi très rapidement. De ces membranes d'union, seule l'antérieure présente un intérêt dans la pratique courante ; sa palpation renseigne sur l'activité de l'ossification du crâne ; par elle on suit les battements du cerveau qu'elle recouvre ; sa forme, sa tension ou inversement sa dépression nous éclairent sur l'abondance du liquide qui entoure les hémisphères cérébraux, exagérée dans certaines maladies (méningite, hydrocéphalie), très diminuée au contraire dans toute circonstance où l'organisme subit une déperdition abondante de liquide, surtout au cours des diarrhées graves de l'été.

Normalement la fontanelle antérieure est oblitérée vers le dix-huitième mois ; il est classique d'admettre que dans le rachitisme elle ne se ferme que très tardivement. Ce serait une faute d'interpréter comme un indice de cette affection le seul retard de soudure des os du crâne s'il ne s'y joint pas d'autres symptômes évidents.

Les yeux. — Quand il vient au monde, l'enfant a les paupières gonflées ; ce n'est là qu'un phénomène passager qui s'atténue et disparaît les jours suivants.

Mais il faut savoir que les paupières sont très fragiles à cet âge et qu'une infection même légère doit être sinon évitée, du moins méticuleusement soignée, car elle exposerait à des complications graves susceptibles de compromettre les fonctions visuelles. Nous ne saurions assez attirer l'attention des mères sur la toilette des yeux.

Dans les premiers temps de la vie, les enfants louchent légèrement, mais, à un faible degré, ce phénomène ne doit pas inquiéter, il s'atténue et disparaît par la suite.

Il semble que l'enfant voit dès la naissance, mais ses impressions sont fort vagues. De bonne heure, il tend à regarder le jour des fenêtres, les objets brillants, et à une source lumineuse forte, il cligne les paupières ; il supporte cependant mieux que l'adulte un éclairage vif, preuve d'une sensibilité encore légère. Vers le deuxième mois, il fixe les objets.

A la naissance, la couleur de l'iris n'est pas encore bien définie ; elle se précise au bout de quelques semaines.

Les oreilles. — L'enfant peut présenter une tendance à l'écartement anormal des oreilles ; combien de mères, soucieuses de l'esthétique du bébé, s'inquiètent de cette conformation, souvent à tort d'ailleurs, comme le montre, dans la suite, leur redressement spontané. Dans les cas très accusés, il n'est cependant pas indifférent de guider l'évolution morphologique de l'oreille en faisant porter à l'enfant un filet spécial qu'on trouve dans les magasins de layettes ou chez des bandagistes ; il obvie en tout cas au plissement de l'oreille quand l'enfant dort couché sur le côté.

L'ouïe semble exister dès la naissance, mais de façon rudimentaire ; l'enfant peut réagir de bonne heure à un bruit violent, mais il n'écoute pas encore, il faudra pour cela qu'il ait atteint un certain développement intellectuel qui ne s'exerce guère avant le deuxième mois.

Le nez. — L'odorat est rudimentaire à la naissance ; cependant les odeurs fortes font pleurer l'enfant. Il est très facilement sujet au coryza ; il faut avoir soin d'éviter cette irritation de la muqueuse nasale qui, si elle s'exagère, peut gêner la succion, provoque la déglutition d'air et trouble les fonctions gastriques ; elle peut de plus être cause d'infection de l'oreille, car la trompe d'Eustache qui fait communiquer la caisse du tympan avec l'arrière-nez, est très courte et l'expose à la contamination par voisinage. L'otite, maladie redoutable chez le nourrisson, reconnaît presque toujours pour cause un coryza non soigné.

La bouche. — (L'étude de la dentition fera l'objet d'un chapitre spécial.) Les lèvres possèdent une puissance très considérable. Il est facile de s'en rendre compte en mettant le petit doigt dans la bouche de l'enfant. Elles exercent sur le mamelon au moment de la tétée une pression énergique, tandis que la base de la langue s'appliquant contre le voile du palais fait le vide dans la bouche et détermine l'aspiration du lait.

L'enfant est souvent maladroit dans l'acte de succion pendant les premiers jours ; suivant le préjugé populaire, les mères croient que la cause tient à ce qu' « il a le filet ». Il est certain que la brièveté du frein de la langue est sujette à des variations, mais on l'incrimine bien souvent à tort ; la souplesse de la langue est rarement gênée de ce fait. Dans les cas évidents, il est d'ailleurs facile de procéder à la section de ce petit repli sans résistance.

De très bonne heure, la muqueuse de la langue perçoit les sensations gustatives.

Le thorax. — Le thorax est peu développé à la naissance ; nous avons vu que sa circonférence était pendant la première année inférieure à celle de la tête. On peut, en l'examinant à nu, apprécier le mode respiratoire de l'enfant, son rythme, le nombre des périodes.

La forme est régulière, bien symétrique ; sa ilmite inférieure se continue en ligne douce avec la paroi abdominale. Toute altération dans la forme normale du thorax aide à l'appréciation soit de son développement squelettique, soit du jeu des organes qu'il loge et surtout des poumons. Ainsi certaines modifications de courbure des côtes, la présence de nodosités anormales à l'union des côtes et des cartilages, la variation de forme, d'inclinaison, le degré de dépression du sternum sont autant de signes plus ou moins accusés de rachitisme. Dans l'appréciation de l'état de l'appareil respiratoire, l'inspection du thorax nous montrera l'accélération exagérée des mouvements thoraciques ; la dépression excessive dans l'inspiration des fossettes situées au-dessus et au-dessous du sternum nous feront redouter une affection sérieuse des voies respiratoires supérieures.

L'enfant nouveau-né présente des glandes mammaires qui, si paradoxal que puisse paraître le fait, sont susceptibles de sécréter du lait pendant les premières semaines de la vie, quel que soit le sexe.

Il suffit de le savoir pour ne pas s'effrayer si la chemise de l'enfant est souillée par cette sécrétion. Mais il faut aussi ne pas ignorer que cette région peut être le siège d'abcès.

L'abdomen. — La forme de l'abdomen est importante dans l'appréciation de l'état général et surtout des fonctions digestives de l'enfant du premier âge.

Il doit être oblong, symétrique ; la ligne verticale qui s'étend du sternum à l'ombilic ne doit pas être déprimée. Quand le ventre devient volumineux, il faut y prêter attention ; le médecin devra en chercher la cause qui sera soit la suralimentation, soit plus fréquemment l'absorption d'air chez un bébé insuffisamment nourri.

L'ombilic est la cicatrice que laisse le cordon après la section pratiquée à la naissance.

Il faut savoir que cette région est assez peu résistante pendant les premiers mois et qu'elle est le siège fréquent de hernie. Il est habituel de faire porter dans ce cas un petit bandage en caoutchouc ; mais c'est une lamentable erreur d'y adjoindre une pelote, dont le principal danger est d'exercer une pression qui distend l'anneau ombilical et s'oppose à sa fermeture.

Le cordon ombilical tombe environ vers le neuvième jour ; la cicatrisation s'établit en moyenne dans l'espace de deux semaines. Une hygiène minutieuse de cette région sera donc nécessaire pour prévenir les infections tenaces par la suite, mais surtout très redoutables pendant les premiers jours pour la santé de l'enfant.

Les membres. — Les membres inférieurs présentent chez le nourrisson une légère incurvation, surtout au niveau des jambes ; il en résulte que les pieds sont un peu tournés en dedans. C'est là une disposition normale ; elle devient pathologique quand, après le sixième mois, elle tend à s'accentuer, principalement à l'occasion des premiers pas, dans le premier semestre de la deuxième année. Elle est alors l'indice de rachitisme ou simplement d'un poids trop lourd de l'enfant ; dans de pareils cas, il faut beaucoup de prudence et ne pas laisser longtemps l'enfant debout.

Les membres supérieurs présentent aussi une légère tendance à s'incurver plus sensible au niveau de l'avant-bras et chez des nourrissons amaigris. Pendant les premiers mois, la fermeture des doigts dans la paume de la main est une attitude normale.

Température. — La température du nouveau-né est en moyenne de 37°5 à 37°6, mais très rapidement, en quelques minutes, sous l'influence de l'air extérieur et des conditions de vie nouvelle, elle s'abaisse de 1° à 2° pour remonter dans les heures suivantes à son niveau initial.

Par la suite, divers facteurs influent sur le caractère de la courbe thermique. M. Weill, de Lyon, a montré le rôle de l'alimentation : chez l'enfant au sein s'accroissant de façon satisfaisante, les oscillations du matin au soir sont très faibles, à peine de 1 à 2 dixièmes. Dans l'allaitement artificiel, les écarts sont nettement plus accusés : 7 à 8 dixièmes environ.

Nous verrons plus loin que, chez les enfants nés prématurés ou débiles, la température tend à s'abaisser ; cette prédisposition au refroidissement guide les conditions de vie spéciale à ces sujets fragiles, emploi de la couveuse, alimentation abondante... etc...

Pour prendre la température du nourrisson, il faut se munir d'un petit thermomètre et l'introduire doucement dans le rectum après l'avoir enduit de vaseline.

Pour cela, l'enfant est couché sur le dos, la tête reposant à gauche sur sa maman assise ; les membres inférieurs du bébé sont relevés en flexion, les pieds au contact sont tenus dans la main gauche, tandis que la main droite introduit le thermomètre graissé de toute la longueur du réservoir. On le maintient ainsi pendant un maximum de cinq minutes. Il faut avoir soin, avant de pratiquer cette manœuvre, de secouer le thermomètre de façon à ce que la colonne de mercure ne soit plus visible.

Quand on a enregistré la température, on essuie le réservoir et on le remet dans son étui, loin d'un foyer trop chaud.

La température rectale est la seule qui, pratiquement, donne des résultats précis. Mettre le thermomètre dans l'aisselle oblige à déshabiller le torse de l'enfant, ce qui est beaucoup plus long. Il faut, de plus, le laisser en place près de dix minutes et les mouvements de l'enfant risquent de fausser les résultats.

Garde-robes. — Dans une première période, qui suit immédiatement la naissance et se prolonge environ trois jours, l'enfant rejette des matières noires, visqueuses, comparables à du cirage, appelées méconium. Passé cette époque, les selles prennent un aspect variable suivant que l'enfant est au sein ou à l'allaitement artificiel.

Chez l'enfant au sein, la couleur en est jaune d'or, la consistance molle ; l'odeur est normalement peu accusée. Fait principal : la selle est homogène, bien liée. L'enfant a en moyenne 3 à 4 selles par 24 heures pendant les premiers mois ; elles deviennent de plus en plus rares à mesure que l'enfant avance en âge. Dans la deuxième année la selle est souvent unique.

Chez l'enfant au biberon, la fréquence est moindre. De consistance pâteuse et couleur jaune d'œuf, elles pâlissent à l'air et prennent un aspect mastic.

Quand chez un nourrisson on note des selles plus nombreuses, de consistance plus liquide, contenant soit du mucus d'aspect mousseux, soit des glaires semblables à du blanc d'œuf, soit enfin des grumeaux, on est en droit de conclure soit à une digestion défectueuse, soit à une réaction inflammatoire de la muqueuse. C'est le rôle du médecin d'en déduire les indications visant le régime alimentaire.

Urines. — Le nourrisson urine fréquemment. L'odeur aigre attribuée trop souvent aux selles tient plus souvent aux rapides fermentations des langes souillés par l'urine. La peau des tout petits est très sensible à l'action prolongée des langes souillés. Quand ils ne sont pas suffisamment changés, on voit survenir des éruptions multiples, sur les hanches, les fesses, les membres inférieurs. La peau rougit, se tuméfie, s'infiltre. Des érosions se produisent très douloureuses, occasionnant les cris de l'enfant.

Les mères ont trop souvent la fâcheuse habitude d'enduire de vaseline la peau des régions malades. Loin de calmer l'inflammation, ce corps gras l'entretient. Il suffit de changer l'enfant le plus souvent possible, de le bien laver, de sécher ensuite, enfin de poudrer largement avec la poudre de talc. L'amidon est moins indiqué que le talc, car il se loge dans les plis de la peau où il fermente rapidement.

II

LA CROISSANCE PHYSIOLOGIQUE

POIDS ET TAILLE. — PÉDIOMÉTRIE (VARIOT).
PÈSE ET TOISE-BÉBÉ DU Dr VARIOT.
PÉDIOMÈTRE DU Dr VARIOT. — COURBE GRAPHIQUE
DE POIDS ET DE TAILLE

LA CROISSANCE PHYSIOLOGIQUE

Poids et taille — La croissance est chez le nourrisson et chez le jeune enfant un des facteurs principaux d'appréciation de son état de santé. Est-il victime d'une indigestion, d'une diarrhée, il perd du poids ou cesse de s'accroître pendant quelques heures ou quelques jours. Est-il atteint d'une affection de plus longue durée, cette déperdition se prolonge également. Est-il au contraire dans de bonnes conditions d'hygiène, bien nourri, bien aéré, nous enregistrons une progression bien régulière, qui nous donne toute satisfaction. Il est donc aisé de comprendre que la croissance représente la parfaite utilisation des substances nutritives, leur assimilation, la fixation des unes, l'élimination des autres suivant une proportion que ne vient détruire aucune cause extérieure de déperdition.

Qui dit croissance ne dit pas seulement augmentation de poids, mais aussi élévation de la taille. Pour juger de l'état de santé d'un enfant, on ne peut séparer ces deux facteurs qui doivent garder dans l'ordre physiologique une parfaite harmonie. Cette notion est essentielle à l'état sain, elle l'est encore plus dans les états pathologiques. Elle paraît bien simple, elle n'en est pas moins très neuve. Beaucoup l'ignorent. Nous ne saurions assez dire toute l'énergie que notre maître, M. Variot, a déployée pour convaincre le public médical de toute son importance et mettre en valeur les services que peut rendre dans la médecine du premier âge la connaissance de l'équilibre ou du déséquilibre entre ces deux facteurs essentiels de la croissance : le poids et la taille.

Aussi notre maître s'est-il ingénié à construire des appareils permettant d'enregistrer à la fois le poids et la taille, et sous le nom de « pédiométrie » il a décrit l'ensemble des méthodes dont nous disposons pour apprécier les manifestations de la croissance chez l'enfant.

Nous lui empruntons la description de ces différents appareils :

Pédiométrie (Variot). Pèse et toise-bébé du Dr Variot. — *Le pèse et toise-bébé*[1] consiste essentiellement dans une balance dont l'un des plateaux est remplacé par une sorte de corbeille métallique émaillée : le fond est garni d'une toise en cuivre à partir de 35 centimètres jusqu'à 45 centimètres. Cette toise peut être allongée jusqu'à 75 centimètres par un double fond métallique que l'on tire, à frottement doux, suivant les besoins, pour mesurer la taille du bébé, et qui est pourvu à son extrémité d'une lame verticale destinée à venir s'appliquer contre la plante du pied ou plus exactement contre le talon.

---

1. G. **Variot**, *Traité d'hygiène infantile*. Chez O. Doin, éditeurs.

« Le maniement de cet instrument est des plus simples. La pesée de l'enfant s'effectue comme avec le pèse-bébé ordinaire.

« Quant à la mensuration de la taille, une seule personne peut l'obtenir.

« La tête de l'enfant est fixée par une mentonnière en étoffe, de sorte que le vertex touche le 0 de la toise. S'il s'agit d'un enfant prématuré ou débile,

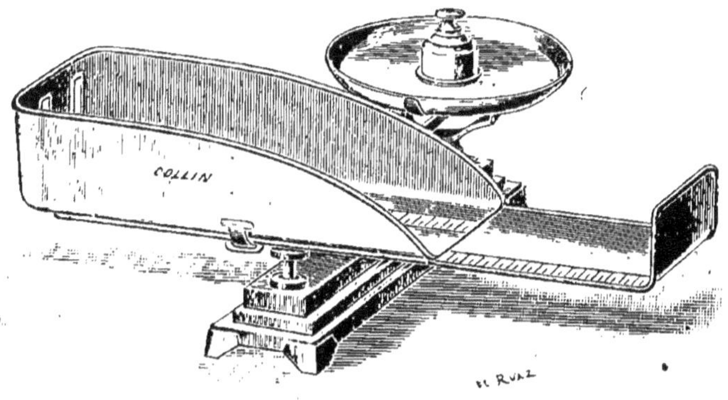

Fig. 1. — Pèse et toise-bébé du D⁻ Variot.

il suffira de tirer sur la jambe et de lire sur la toise fixée dans le fond de la corbeille le chiffre correspondant au talon. S'il s'agit d'un enfant ordinaire, on tirera le double fond à partir de 45 centimètres et on fera exactement toucher le talon contre la lame verticale qui servira d'arrêt ; on lira sur la toise latérale la longueur de l'enfant à un demi-centimètre près. Cette corbeille métallique se fixe avec des anneaux sur le croisillon de la balance et s'enlève comme la corbeille d'un pèse-bébé ordinaire. »

Cet appareil sensible au gramme s'applique aux enfants dont le poids n'excède pas 12 kilogs.

Pour les enfants plus grands, on recourt à la bascule et à la toise verticale.

Pédiomètre du Dr Variot. — M. Variot est parvenu à réunir, dans le *pédiomètre*[1], la bascule et la toise.

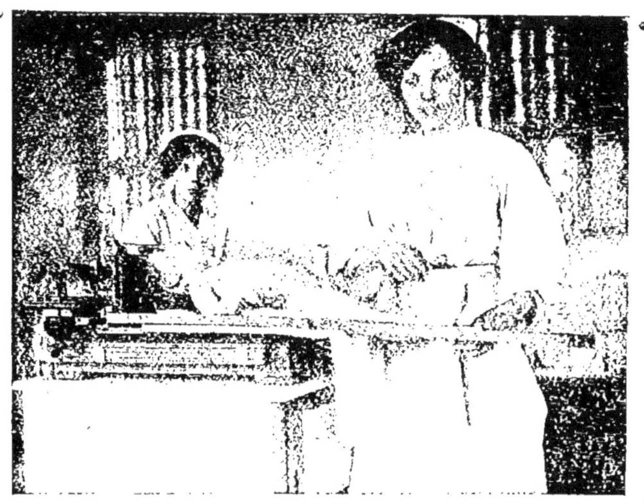

Fig. 2. — PÉDIOMÈTRE DU Dr VARIOT.

« En effet, dit l'auteur, cette balance est sensible à 10 grammes et peut peser jusqu'à 100 kilogs. Grâce à l'articulation de mon invention, placée au 0 de la toise, celle-ci peut être utilisée aussi bien pour mesurer la taille d'un nourrisson étendu sur le dos, que celle d'un grand enfant et même celle

1. G. VARIOT, *Traité d'hygiène infantile.* Chez O. Doin, éditeurs.

d'un adulte, puisque nous avons des rallonges articulées jusqu'à 2 mètres. On avait déjà adapté des toises verticales sur des bascules, mais personne, que je sache, n'avait *articulé* une toise qui pût servir aussi bien horizontalement que verticalement, c'est-à-dire qui permît de mesurer aussi bien un bébé étendu qu'un grand enfant debout.

« Une petite bascule dont le plateau peut être rallongé par une plaque métallique qui se tire, afin de permettre d'étendre les jambes de l'enfant, constitue une des parties essentielles du pédiomètre.

« L'horizontalité du levier est obtenue à l'aide de deux masses formant curseurs qui marquent les 10 kilogs et d'un cavalier qui indique 10 grammes.

« La toise est en bois ou en métal gradué au centimètre et au millimètre ; elle est articulée en bas, comme je l'ai indiqué dans l'angle même de la bascule et le 0 est fixe, à l'articulation, aussi bien dans la position horizontale que dans la position verticale.

« Tout le long de la toise se meut, dans une rainure, un curseur à angle droit, articulé par une charnière de manière à pouvoir affleurer le vertex d'un enfant placé debout, quelle que soit la situation de la tête relativement à la toise.

« Le pédiomètre peut donc servir à enregistrer le poids et la taille à tous les âges de l'enfance et à poursuivre toutes les recherches scientifiques sur ce sujet. »

Courbe graphique de poids et de taille. — « ... En même temps que le pèse et toise-bébé, j'ai fait dresser des courbes graphiques de poids et de taille superposées et cependant distinctes.

« On pourra inscrire sur la même feuille, chaque semaine, le poids et la taille du nourrisson et comparer la marche de la croissance pondérale et staturale avec les courbes de poids et de taille.

« Au verso de cette feuille graphique de toute la première année, on a inscrit un petit tableau pour le premier mois seulement avec la courbe pondérale et staturale, indiquant la dissociation physiologique de la croissance des nouveau-nés. Enfin on a représenté aussi la courbe graphique des prématurés et des débiles, depuis 1.200 grammes jusqu'à 3 kilogs. »

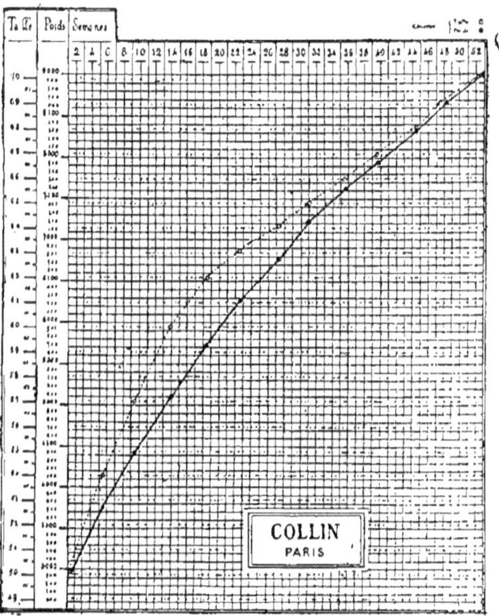

Fig. 3.

COURBE GRAPHIQUE DE POIDS ET DE TAILLE.
(Modèle du Dr Variot.)

Nous reproduisons dans les tableaux suivants les moyennes d'accroissement dans la première année, telles qu'elles ont pu être enregistrées par MM. Variot et Fliniaux.

Dressées par MM. Variot et Fliniaux.

POIDS ET TAILLE

A LA NAISSANCE

Garçons.. { Poids : 3.130 gr.
{ Taille : 49,8

Filles . . . { Poids : 3.020 gr.
{ Taille 49,3

Garçons et filles réunts.

Poids moyen : 3.075 gr.

Taille moyenne : 49,5

ALLAITEMENT AU SEIN

	Garçons.		Filles.	
	Poids.	Taille.	Poids.	Taille.
1 mois. . .	3.600	53	3.580	53
2 mois. . .	4.330	57.3	4.320	55.6
3 mois. . .	5.030	59	4.960	58
4 mois. . .	5.670	61.5	5.360	60.5
5 mois. . .	6.180	63.2	6.140	62
6 mois. . .	6.800	65.5	6.720	64
7 mois. . .	7.100	66	7.050	65
8 mois. . .	7.620	67	7.500	66
9 mois. . .	8.220	68.2	8.000	68
10 mois. . .	8.600	70	8.525	69.8
11 mois. . .	8.800	70.7	8.750	70.5
12 mois. . .	8.950	72	8.900	71.5

ALLAITEMENT MIXTE

	Garçons.		Filles.	
	Poids.	Taille.	Poids.	Taille.
1 mois	3.690	53.6	3.500	53.2
2 mois	4.350	55.9	4.200	55.5
3 mois	4.925	58.7	4.845	57.5
4 mois	5.710	61.5	5.490	61
5 mois	6.450	62.5	6.000	62
6 mois	6.885	64.5	6.505	64
7 mois	7.420	66.9	6.910	66.2
8 mois	7.960	67.6	7.580	67.1
9 mois	8.300	69.3	7.995	68.2
10 mois	8.980	70.5	8.440	69.5
11 mois	9.100	71.2	8.970	70.9
12 mois	9.330	72.3	9.175	72.2

TABLE DE LA CROISSANCE GÉNÉRALE

	Enfants des deux sexes	
	Poids.	Taille.
1 mois	3.585	53
2 mois	4.275	56.2
3 mois	4.863	58.2
4 mois	5.557	60.9
5 mois	6.100	62.3
6 mois	6.600	64.2
7 mois	7.036	65.6
8 mois	7.550	66.5
9 mois	7.910	68
10 mois	8.415	69.3
11 mois	8.740	70.4
12 mois	9.080	71.7

ALLAITEMENT ARTIFICIEL
(Biberon)

	Garçons.		Filles.	
	Poids.	Taille.	Poids.	Taille.
1 mois	3.582	52.8	3.560	52.7
2 mois	4.290	56.6	4.160	56.5
3 mois	4.820	58.6	4.600	57.6
4 mois	5.760	61.2	5.350	60.5
5 mois	6.000	62.8	5.830	61.5
6 mois	6.380	64	6.300	63.5
7 mois	6.940	65.2	6.800	64.5
8 mois	7.370	66.5	7.200	66
9 mois	7.500	67.5	7.450	67
10 mois	8.000	68.2	7.945	68
11 mois	8.450	69.5	8.400	69.5
12 mois	8.810	71	8.780	71

TABLE DE CROISSANCE MOYENNE

	Garçons.		Filles.	
	Poids.	Taille.	Poids.	Taille.
1 mois	3.621	53.1	3.547	52.9
2 mois	4.324	56.6	4.227	55.8
3 mois	4.925	58.7	4.802	57.7
4 mois	5.710	61.4	5.400	60.5
5 mois	6.210	62.8	5.990	61.8
6 mois	6.682	64.7	6.510	63.8
7 mois	7.153	66	6.920	65.2
8 mois	7.650	67	7.453	66
9 mois	8.007	68.3	7.815	67.7
10 mois	8.527	69.5	8.303	69.1
11 mois	8.783	70.4	8.700	70.3
12 mois	9.030	71.8	8.960	71.5

2.

Nous tenons à rappeler ici, de l'avis même de leurs auteurs, que ces tables représentent des moyennes et n'indiquent pas des chiffres absolus. Leur importance primordiale réside dans le fait qu'elles mettent en évidence les rapports qui unissent ces deux stigmates de l'évolution organique : le poids et la taille.

III

LA DENTITION

LA DENTITION

La question de la dentition est une des causes fréquentes d'inquiétude chez les jeunes mamans et s'il en est, parmi elles, qui se montrent très fières de la première dent du bébé, il en est par contre beaucoup d'autres qui, longtemps avant la première éclosion dentaire, lui attribuent les petits incidents qui se présentent couramment durant les premiers mois.

D'une façon générale, les premières dents sont les incisives médianes inférieures ; elles apparaissent vers le 7e mois ; quelques semaines après, quatre à cinq environ, surviennent les incisives médianes supérieures (8e mois). Viennent ensuite les incisives latérales (9e mois) qui seront d'abord tantôt les supérieures, tantôt les inférieures ; les premières molaires font leur apparition vers les 12e et 13e mois, les canines (dent de l'œil, œillères) au 15e, les secondes molaires vers le 18e ; en général, vers la fin de la deuxième année, les dents de lait sont au complet.

Mais cette époque comme cet ordre d'apparition n'ont rien de rigoureux ; il n'est pas rare de voir des enfants présenter leur première dent dès le sixième mois ; il est plus fréquent même chez des nourrissons élevés au sein et bien portants de n'arriver à la première éclosion dentaire qu'à 8 ou 9 mois. Ces mêmes enfants sont susceptibles, par contre, de présenter dans un très bref délai les incisives latérales et les premières molaires. Il n'y a donc là rien d'absolu ; on doit donc se garder de conclure d'un retard de la poussée dentaire à une mauvaise nutrition. Cependant, chez un enfant en état de santé défectueuse, le travail gingival est presque toujours retardé ; ainsi l'enfant rachitique ne montre que très tardivement les premières dents, mais, je le répète, de ce que les premières dents sont en retard il ne faut pas conclure : l'enfant est rachitique.

Les phénomènes qui se passent dans l'intérieur des gencives dans les semaines qui précèdent l'éclosion dentaire sont le plus souvent douloureux ; la muqueuse est congestionnée, tuméfiée ; l'enfant, pour calmer cette irritation, porte les mains à la bouche ; on se rend compte de cet agacement par le soulagement passager que l'enfant éprouve quand on promène la pulpe du petit doigt à la surface des gencives.

Il est certain que dans ces conditions l'enfant est facilement dolent ; ses joues se congestionnent par moment ; il crie, son sommeil est entrecoupé de périodes d'agitation. A chaque cas appartient une variation dans l'intensité des crises douloureuses ; la nervosité du bébé influe beaucoup sur son mode de réaction à la douleur. Son état général en subit le contre-coup ; il n'est pas rare de noter une légère diminution dans l'accroissement, voire même une stagnation ou une déperdition ; l'appétit est irrégu·

lier, le plus souvent diminué ; ou bien l'enfant, cherchant à calmer la douleur par la tétée est sujet à dépasser sa ration habituelle et présente quelques régurgitations ; le fonctionnement intestinal est troublé. De même peuvent apparaître des éruptions (feux de dents) qui siégeront soit sur la face, soit aux membres, soit au niveau du siège, des aines et prendront un type divers suivant les cas ; ces éruptions s'accompagnent souvent de prurit.

Enfin, chez des enfants à réaction très vive, et, on peut le dire, de façon exceptionnelle, on a vu survenir des convulsions. Sur ce point nous tenons à rassurer les mamans, tant sont rares de pareils incidents à l'occasion de la dentition.

Mais il faut qu'elles sachent bien que tous ces troubles, chaleur du visage, transpirations de la tête, troubles digestifs, éruptions, ne sont pas la conséquence fatale de la dentition. Le rôle de cette fonction naturelle dans le déterminisme des divers troubles indiqués ne doit être admis qu'en toute certitude qu'aucune erreur de régime ou affection organique n'en est la véritable cause.

C'est là chose importante, car elle préside au genre de soins à donner à l'enfant.

Que faut-il faire à un enfant qui souffre des dents. Hélas ! nous devons l'avouer, d'abord prendre patience et s'incliner devant le fait que c'est un phénomène naturel. On veillera surtout à calmer la plus grande nervosité du bébé ou sa susceptibilité à présenter quelques désordres digestifs : les bains seront donnés deux fois par jour. On apportera une certaine modération dans l'augmentation habituelle et progressive de la ration alimentaire. On évitera aussi la surcharge gastrique, la tendance aux troubles dyspeptiques, aux perturbations intestinales, qui fatiguent l'enfant plus que la poussée dentaire elle-même. L'enfant devra boire de l'eau sucrée dans l'intervalle de ses tétées. Mais attention aux soporifiques ; beaucoup de prudence sur ce point ; ils sont facilement nocifs et, mal maniés, peuvent entraîner des accidents redoutables. Ils ne seront pas utilisés sans l'avis du médecin. Le sirop Teyssèdre peut rendre des services. La friction avec le sirop Delabarre reste la méthode la plus ancienne mais encore la plus adoptée.

Quant à l'incision de la gencive, elle n'est à employer qu'en dernier ressort et dans des cas prescrits par certaines circonstances appréciables par le médecin seul.

IV

L'ENFANT DÉBILE

CARACTÈRES DE LA DÉBILITÉ.
LE VÊTEMENT DU DÉBILE. — LA COUVEUSE.
LA TOILETTE DU DÉBILE.
L'ALIMENTATION DU DÉBILE.

L'ENFANT DÉBILE

Caractères de la débilité. — Nous avons vu que la moyenne du poids de l'enfant à la naissance était de 3 kilogs à 3 k. 250, celle de la taille de 0 m. 49 à 0 m. 50.

Mais bien des nouveau-nés ont un poids et une taille inférieurs à ceux indiqués par ces moyennes. On dit alors qu'ils sont nés débiles, mais il n'y a débilité réelle qu'au-dessous d'un poids de 2 k. 500 et d'une taille correspondante de 0 m. 47, 0 m. 48.

Il s'agit d'enfants nés avant le terme prévu de la grossesse ou qui ont pâti pendant leur développement fœtal. Ces petits êtres sont doués d'une fragilité toute particulière ; extrêmement sensibles au froid, aux infections, ils exigent des soins plus minutieux que les nouveau-nés normaux. L'avenir de l'enfant débile varie non seulement avec le degré de sa débilité, mais aussi avec la cause ; s'il s'agit d'une simple prématurité et si l'enfant est nourri de lait de femme, il triomphera fort bien et pourra ne conserver aucun des caractères de la débilité native. Si, au contraire, une tare sérieuse des parents est cause de cette débilité, l'avenir est plus réservé.

L'enfant débile présente un aspect bien caractéristique : la tête est petite, à peine soutenue elle retombe sur l'épaule, les yeux restent clos, les membres ne s'agitent guère ; les doigts, les orteils sont très fins, le cri est faible, de tonalité aiguë, les mouvements respiratoires sont si réduits qu'on voit à peine le maillot soulevé, même en regardant de près. Le débile ne sait pas téter, sa bouche ne peut saisir le sein, il faut lui faire couler le lait sur les lèvres ou le lui donner à la cuiller.

Le vêtement du débile. — En raison de sa tendance au refroidissement, d'autant plus grande que l'enfant est plus petit, il est de toute nécessité de le préserver rigoureusement. En effet le thermomètre enregistre une baisse de la température à 34° et même au-dessous dans les cas graves ; la main appliquée même sur les parties couvertes du corps peut apprécier cette insuffisance de chaleur. Il faut donc beaucoup couvrir l'enfant, lui faire porter un petit bonnet, l'envelopper d'ouate, enfin dans les cas graves le mettre en couveuse.

La couveuse. — Le but de la couveuse est d'assurer au nouveau-né débile une température élevée de l'atmosphère ambiante.

Les premiers appareils de ce genre furent le berceau incubateur de Denucé, la baignoire de Crédé. Ils furent ensuite remplacés par la couveuse de Tarnier, modifiée et simplifiée par Auvard.

La couveuse se compose d'une caisse de bois ou de métal, à deux étages, séparés par une cloison horizontale ; à l'étage inférieur, on place un réservoir à eau chaude dont la température sera maintenue élevée par un appareil régulateur, tel fut le système d'Arsonval. L'enfant est placé dans une couchette à l'étage supérieur. Un thermomètre dont le réservoir répond à l'étage supérieur indique la température du milieu. Une éponge mouillée assure à l'atmosphère l'humidité nécessaire et suffisante. La fermeture de l'appareil est assurée par une porte vitrée qui permet la surveillance. La ventilation se fait par la partie supérieure de la couveuse où un tuyau de faible hauteur s'ouvre à l'air libre et comporte une hélice de métal souple qui tourne sous l'action de l'air chaud sortant de l'appareil.

La température varie suivant le degré de la débilité : elle est de 28° à 30°. On l'abaissera à mesure que l'enfant reprend les conditions de vie normale. Il doit être placé, tout emmailloté, dans la couveuse et n'en sera extrait que pour les tétées et les soins de toilette.

On dispose aujourd'hui d'autres systèmes plus simples, à la portée des petites bourses ; à ce type répond la couveuse à boules. C'est une grande cage de verre, divisée également en deux étages, dont le supérieur loge l'enfant tandis que dans l'inférieur se trouvent les boules d'eau chaude. On les remplace toutes les deux heures environ.

Il faut se méfier des couveuses à gaz comme de tout système où un foyer en ignition expose aux dangers du feu, car les perfectionnements des régulateurs ne peuvent donner une sécurité absolue.

Le modèle le plus perfectionné est la couveuse électrique, grande cage de verre où la température est maintenue par un courant qui se branche sur une prise ordinaire d'appartement.

Si la couveuse a ses avantages, elle a aussi ses inconvénients, mais, quels qu'ils soient, ils ne sont pas de nature à en contre-indiquer l'emploi.

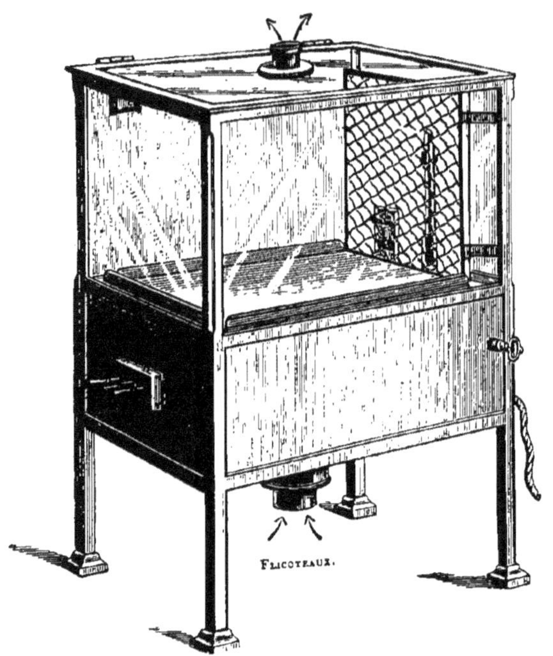

Fig. 4. — Couveuse électrique (modèle Flicoteaux).

Il faut avant tout veiller à ce qu'il n'y ait pas de variations de température, au risque de dangers de congestion ou de refroidissement.

D'autre part la couveuse exige une ventilation parfaite, sinon l'enfant est exposé aux infections, très redoutables chez les débiles. M. Marfan ne se montre pas parti an du système des couveuses et préfère placer l'enfant dans une atmosphère sur-chauffée par un calorifère à eau chaude. Dans les cas où on ne peut disposer d'une pareille installation, il recommande le procédé suivant : devant une che-minée où brûle un grand feu on installe un paravent, on recouvre l'espace ainsi limité par un drap de lit ou une couverture ; on a ainsi une chambre d'incubation où l'on peut obtenir une température de 25° à 28°.

La toilette du débile. — La nécessité de préserver l'enfant débile contre les infections auxquelles il est très sensible, d'autre part les dangers du refroi-dissement rendent tout spécialement minutieux les soins apportés à la toilette.

Dans les cas de grande débilité, il est préférable de ne pas donner de bains ; on se bornera à laver l'enfant à l'eau chaude et au savon doux en ne décou-vrant que la partie à laver, qui sera bien séchée, puis largement poudrée avec la poudre de talc stérilisé.

On se trouve bien également d'exciter la circu-lation générale en pratiquant des frictions ou des massages doux de la surface du corps, soit avec un corps gras, soit de préférence avec du talc. Ces soins seront donnés au voisinage d'une source de chaleur.

L'alimentation du débile. — Nous ne saurions assez insister sur la nécessité absolue, au moins pendant les premiers mois, d'assurer à l'enfant débile un allaitement naturel. On peut dire que l'allaitement au biberon ne donne ici que de très médiocres résul-tats. La mère fera donc tout le nécessaire pour nourrir son enfant et, si les circonstances s'y opposent d'une façon absolue, il est souvent nécessaire de prendre une nourrice.

La ration. Si paradoxal que cela puisse paraître, le nourrisson né débile a besoin d'une ration alimentaire plus forte que l'enfant normal. L'explication en est la suivante : le débile a tendance au refroidissement ; selon une loi de physiologie, les quantités de chaleur dégagée sont en rapport avec la surface et non avec le volume ; or, chez le débile, la surface relativement au poids est très grande, il y a donc un fort rayonnement. Il faut le combattre d'une part en réchauffant l'enfant, d'autre part en assurant à son organisme une source de chaleur sous forme d'une alimentation abondante. On laissera téter ces enfants à volonté, même on les y aidera activement pendant les premiers temps ; on rapprochera les tétées d'une heure et demie à deux heures et l'on verra ainsi que la croissance de l'enfant n'est obtenue que par une alimentation riche. La quantité de lait absorbée par le nourrisson répond couramment au cinquième, voire même au quart de son poids.

L'utilisation du lait ingéré en quantité si forte est très parfaite. Des analyses ont montré que l'absorption des diverses substances du lait avait lieu dans les proportions qui suivent :

Matières grasses..........	95	à 98 %
Azote..................	96	à 97 %
Matières minérales........	87,5	à 89 %

Le lactose est intégralement utilisé (Variot et Lavialle).

V

LA NURSERY

LA NURSERY

Aération. — Il est de toute nécessité que la chambre de l'enfant soit vaste, bien éclairée, bien aérée.

Le cubage d'air doit être d'au moins 25 à 30 mc en raison de l'élimination d'acide carbonique plus active proportionnellement dans le premier âge que chez l'adulte.

La pièce où il dort, chambre de nuit, ne doit pas être habitée pendant le jour, mais être largement ventilée. Dans les petits appartements où la disposition et le nombre des chambres ne permettraient pas de consacrer deux d'entre elles à l'enfant, on aura soin de lui faire passer la journée dans une autre pièce, la salle à manger par exemple. Dans les grands appartements, on réserve deux chambres à la nursery ; la plus vaste sera celle de la nuit ; les fenêtres seront ouvertes durant plusieurs heures du jour ; dans la seconde, l'enfant passera le temps où il n'est pas à la promenade ; elle deviendra plus tard la salle de jeux.

Éclairage. — L'exposition préférable de la nursery est sud ou sud-est ou sud-sud-ouest ; ainsi le soleil y pénètre pendant la plus grande partie de la journée.

Cette action de la lumière solaire est extrêmement favorable à l'assainissement des habitations ; elle possède de puissantes vertus microbicides et favorise les échanges organiques, c'est-à-dire qu'elle augmente la consommation d'oxygène et stimule l'élimination d'acide carbonique : elle est donc nécessaire au développement de l'enfant. Parmi les causes favorisantes de l'éclosion du rachitisme, la privation de la lumière est une des principales. La surface de pénétration du jour dans la nursery sera donc le plus vaste possible ; les hygiénistes la fixent à un minimum d'un tiers de la surface du parquet. Concurremment la profondeur excédera la hauteur de l'étage.

La nuit, l'éclairage électrique est le meilleur ; sinon on recourra au vieil usage de la bougie, préférable aux autres modes tels que le pétrole ou le gaz qui dégagent des produits de combustion nuisible. L'enfant doit pouvoir dormir dans l'obscurité ; s'il est habitué à voir une veilleuse quand il se réveille, il criera et s'endormira difficilement le jour où il en sera privé.

Le chauffage. — La température de la nursery doit être en moyenne de 17° à 18° C. ; il y a danger à l'élever, l'enfant risquerait de prendre froid quand il sort ; le mode de chauffage doit maintenir cette température constante, la répartir uniformément dans la pièce, respecter les qualités de l'air, donc ne pas répandre des produits de combustion, acide carbonique, oxyde de carbone, fumée, poussières de foyer, tous très nocifs.

La cheminée ordinaire douée d'un bon tirage où brûlent des bûches de bois est sans doute très saine et constitue le mode de chauffage préférable dans la pratique courante, par contre l'appel d'air déterminé par les joints des portes et des fenêtres provoque des courants très froids, qui nuisent à l'uniformité de la température de la chambre. On y obvie d'une part en obturant soigneusement avec des bourrelets toutes les fentes favorisant la pénétration de l'air au voisinage du sol ; d'autre part, dans les maisons modernes, des perfectionnements ont été apportés à l'installation des cheminées, qui leur donnent un maximum de rendement tout en évitant les risques d'émanation dangereuse.

La cheminée prussienne, par la prise d'air au dehors et son amenée directe au foyer, évite les courants à la surface du parquet, par le rétrécissement du passage du foyer à la cheminée ralentit l'appel d'air, par l'inclinaison des faces réfléchit mieux la chaleur.

Les poêles à combustion vive sont contre-indiqués en raison des dangers d'un tirage insuffisant ou même de la fermeture de la clé, éventualités toujours à redouter.

Les poêles à combustion lente donnent des produits de combustion incomplète tels que l'oxyde de carbone dont le reflux dans la chambre est des plus dangereux.

Les accidents dus au chauffage au gaz sont suffisamment connus pour en interdire l'emploi dans une chambre d'enfant.

Reste le chauffage central à air chaud ou à eau chaude qui représente le dernier perfectionnement de l'industrie moderne, mais constitue encore une méthode de luxe.

Ameublement. — L'ameublement sera réduit au minimum et en rapport avec les dimensions de la chambre. Il se composera :

du berceau ;

du lit de la nourrice ou de la bonne d'enfant si le cubage d'air dépasse 60 m. c. ;

d'une armoire à linge ;

d'une table-toilette ;

de chaises dont une chaise basse ;

d'un garde-feu en treillage suffisamment élevé et pouvant être fixé à la cheminée afin que l'enfant ne puisse le renverser.

Le berceau. — Les divers types de berceau sont trop nombreux pour que nous les passions en revue ; nous nous bornerons à décrire le modèle préférable.

Le berceau sera en fer, car le bois et l'osier ont l'inconvénient d'abriter facilement des punaises. Les parois ne seront pas faites de barreaux, entre lesquels l'enfant est susceptible de passer la tête, car des accidents d'étranglement ont été signalés, mais de mailles étroites qui favorisent suffisamment l'aération des matelas. Le fond sera résistant, en mailles de fer. Les bords seront garnis d'étoffe pour que l'enfant ne se blesse pas ; toute la charpente sera enduite d'une peinture lavable.

Le berceau doit être inversable et surélevé sur son cadre et mis ainsi à l'abri des animaux domestiques qui pourraient mordre l'enfant ; tout le monde connaît les catastrophes survenues dans les campagnes où les nourrissons dorment dans un petit lit au ras du sol.

L'intérieur du berceau est recouvert d'étoffe blanche lavable ; deux matelas le garnissent, un premier en crin de cheval, varech ou fougère, un second, en balle d'avoine, facile à renouveler, sur lequel repose l'enfant ; l'oreiller sera en crin et suffisamment souple. Un tissu imperméable préservera le matelas des souillures et sera soigneusement lavé. Le drap le recouvrira.

Les couvertures seront, suivant la saison, en laine ou en coton.

Draps et taies d'oreiller devront, au blanchissage, être scrupuleusement rincés à plusieurs eaux, les substances chimiques utilisées dans la pratique courante étant susceptibles de provoquer chez l'enfant qui transpire des lésions de la peau.

Il est commode de disposer, en plus du berceau, d'un petit lit de repos mobile qui permet de faire dormir l'enfant dans la journée hors de la chambre de nuit. Le moïse répond à ce besoin et pourra être posé sur le lit de la mère, sur une grande table. C'est une corbeille d'osier, allongée, munie de deux poignées et surmontée d'une capote mobile.

On a beaucoup combattu dans les chambres d'adulte l'usage des rideaux de lit. Il n'en est pas de même pour le berceau du bébé, qu'ils préservent des courants d'air, de la lumière, des insectes, etc... ; ils seront blancs de préférence, battus quotidiennement, fréquemment lavés.

Le lit de la nourrice. — Le lit de la nourrice ou de la bonne sera un lit de fer, sans rideaux, plus élevé que le berceau de l'enfant pour lui permettre de le bercer dans le sommeil sans qu'elle ait à se lever.

Pour la même raison, il sera placé tout auprès en vue de la tétée nocturne.

Lit et berceau ne seront pas placés sur la ligne unissant la porte ou la fenêtre et la cheminée, afin d'éviter le courant d'air sur la tête de l'enfant. Ils occuperont de préférence l'angle de la chambre.

L'armoire à linge. — L'armoire à linge que l'insuffisance de pièces oblige parfois à placer dans la chambre de nuit ne sera pas d'un volume susceptible de réduire à l'excès le cubage de la pièce.

Table-toilette. — On utilise couramment pour la toilette de l'enfant des petites tables à deux étages ; le supérieur encastre une cuvette à deux compartiments, l'un pour la toilette du visage, l'autre pour celle du corps. L'étage inférieur loge les pots d'eau, la boîte à poudre, etc...

Trois à quatre chaises suffisent ; l'une d'elles sera une chaise basse, permettant à la mère d'avoir les genoux surélevés lors de la toilette sans avoir à craindre la chute du bébé.

Les murs sont tapissés de papiers lavables, aux couleurs claires, aux dessins gais.

Le parquet ne doit pas être nettoyé à la paille de fer, car des brindilles peuvent rester malgré le balayage ; l'enfant, qui se traîne à terre, pourrait se piquer les mains à leur contact ou les porter à la bouche. L'usage du linoléum pour recouvrir le parquet est très recommandable, en raison des facilités de lavage.

Les fenêtres seront munies de volets, intérieurement de grands rideaux en tissu lavable et facilement démontables.

VI

LA LAYETTE

COMPOSITION. — 1re LAYETTE. — 2e LAYETTE.
3e LAYETTE. — MAILLOT. — CHEMISE.
BRASSIÈRE DE LAINE. — BRASSIÈRE DE PIQUÉ.
CEINTURE DE FLANELLE. — COUCHE DE TOILE.
LANGE DE LAINE. — CARRÉ EN TISSU ÉPONGE.
SANGLE ANGLAISE.
CACHE-MAILLOT. — FICHU.
BAVETTE. — PORTE-BÉBÉ. — PELISSE.
CAPOTE ET BÉGUIN.
CORSET. — CULOTTE. — JACKSON.
JUPON. — ROBE.
BAS ET CHAUSSONS.
HABILLEMENT DE L'ENFANT.

LA LAYETTE

Composition. — On appelle « layette » les vêtements affectés aux nourrissons.

La première layette, celle de l'enfant nouveau-né, s'appelle le maillot et répond aux trois premiers mois de la vie.

La deuxième layette s'applique aux enfants de quatre mois à un an.

La troisième layette à ceux d'un an à dix-huit mois ou deux ans.

1re **layette**. — La première layette se compose au minimum de :

  6 chemises de toile.
  6 brassières de flanelle.
  6 brassières de piqué.
  4 ceintures de flanelle.
36 couches de toile.
18 carrés en tissu éponge.
  4 langes de laine.
  3 cache-maillot.
  6 fichus.
12 bavettes.
  3 porte-bébé.

2e layette. — La deuxième layette, de 4 à 12 mois, comprend :

6 chemises de toile.
6 brassières de flanelle.
6 brassières de piqué.
3 corsets.
36 couches.
12 culottes de flanelle.
12 carrés en tissu éponge.
12 culottes en piqué.
6 jacksons.
6 jupons en piqué.
4 jupons percale.
4 robes.
12 bavettes.
12 paires de bas ou chaussettes.
12 paires de chaussons.

3e layette. — La troisième layette a la même composition que la deuxième, mais diffère par la taille ; quatre robes courtes remplacent les robes longues. Les souliers seront substitués aux chaussons.

Le maillot. — Anciennement on habillait l'enfant avec le maillot jusqu'à l'âge de 8 à 10 mois ; cet emmaillottement était trop prolongé ; il privait le bébé de la liberté complète de ses mouvements à l'âge où cette gymnastique des jambes devient nécessaire à son développement.

Plus tard vint la mode du vêtement à l'anglaise ; dès la naissance, on habillait de culotte et de robe le petit corps mou et fragile ; l'enfant n'était pas soutenu, devenait par cela même difficile à porter, surtout s'il était confié à des bras inexpérimentés.

Le vêtement, le plus rationnel, qui a été le plus apprécié est le maillot pour les trois premiers mois de l'existence ; il conserve la chaleur, il empêche l'humidité de transparaître au dehors si l'enfant se mouille et le préserve ainsi du refroidissement. Incontestablement le maillot est préférable à tout autre mode de vêtement, surtout l'hiver, et pourrait même, selon la rigueur de la saison, être conservé au delà du quatrième mois.

Chemise. Brassière de laine. Brassière de piqué. — L'enfant nouveau-né doit être vêtu d'une chemise de toile fine ou de batiste, d'une brassière de flanelle et d'une brassière de piqué que l'on met par-dessus ; la flanelle est entre les deux, à moins que le médecin en juge autrement et la fasse appliquer directement sur la peau.

Les manches doivent être assez larges, de même aux entournures pour ne pas gêner l'enfant ; il est bon de mettre une coulisse au bord des manches de la brassière de flanelle que l'on serre légèrement afin que, si la saison est rigoureuse, l'air froid ne pénètre pas dans le bras. Les coutures de la chemise doivent être très plates et ne pas marquer sur la peau de l'enfant ; il en est de même de la brassière de flanelle.

Une légère gradation devra être observée dans la largeur des manches de la chemise et des brassières superposées pour qu'aucun pli ne se forme qui gênerait le bras de l'enfant.

Ceinture de flanelle. — Une ceinture de flanelle entourera le corps du bébé ; quelques personnes emploient une bande de flanelle, mais la ceinture est plus pratique. Une large boutonnière doit être faite sur un des côtés de la ceinture ; une des extrémités passe par cette boutonnière. Pour ne pas avoir à se servir d'épingle de sûreté, on noue les cordons cousus aux deux bouts de la ceinture.

Couche de toile. — Le tronc de l'enfant doit être enveloppé dans une couche de toile fine soit taillée dans des draps usagés, soit en toile à petits dessins dits œil de perdrix ; cette toile est très souple quand elle a été deux ou trois fois lessivée ; la couche mesure 80 de long sur 80 de large.

Lange de laine. — Le lange de laine molleton est un carré de 80 à 90 centimètres environ ; on le borde d'un ruban de toile fine.

Carré en tissu éponge. — Entre la couche et le lange de laine on place un carré soit de feutre, soit de tissu éponge ; le feutre a l'inconvénient d'être moins souple, beaucoup plus difficile à laver et beaucoup plus long à sécher ; il est donc préférable d'employer le tissu éponge. On fait un carré de 40 centimètres de tissu que l'on met double pour qu'il préserve mieux le lange de laine de l'humidité et des souillures si fréquentes dans les premiers mois.

Sangle anglaise. — La sangle est une bande de coutil fin ou de toile résistante mesurant environ un mètre de long et douze centimètres de large ; elle est destinée à soutenir les reins de l'enfant, sans cependant trop le serrer ; on l'emploie jusqu'au

4e ou 5e mois ; à cette époque on la remplace par le corset.

Cache-maillot. — Le cache-maillot est une robe complètement ouverte par derrière de haut en bas ; elle est destinée à dissimuler le maillot ; on le fait, suivant la saison, en flanelle, en étoffe fine et légère ou en piqué molletonné.

Fichu. — Le fichu se fait en tissu très simple, très fin, soit en nansouk, soit en batiste, en mousseline ; il est destiné à préserver du froid le cou de l'enfant et à protéger la brassière qui serait constamment souillée par les régurgitations ; on le place comme un petit châle croisé sur la poitrine et les deux bouts se nouent au milieu du dos ; par les grandes chaleurs, le fichu serait avantageusement remplacé par la bavette ; par le froid, l'un n'empêche pas l'autre.

Bavette. — La bavette se fait de formes variées, carrées ou arrondies, on la boutonne par derrière et on la fixe devant par une épingle de sûreté. On fait la bavette en tissu matelassé, en piqué ouaté que, selon la fantaisie et l'élégance, on recouvre de batiste fine soit brodée soit garnie de dentelle ; vers les trois mois, la bavette se met sous le fichu.

Porte-bébé. — Le porte-bébé, dit portefeuille, est un rectangle dont une extrémité est arrondie, celle qui doit former l'oreiller, l'autre partie est une grande poche dans laquelle on glisse un feutre ; on fixe l'enfant dessus et on remonte la partie d'étoffe simple jusque vers la poitrine, ce qui constitue comme un petit lit mobile.

Les personnes qui désirent confectionner elles-mêmes leur layette devront acheter dans un des grands magasins de lingerie un modèle de chaque objet et tailleront de leurs dimensions le nombre nécessaire à la composition de la layette.

Pelisse. — La pelisse est un vêtement pour les sorties ; c'est une grande longue robe de cachemire ouatée avec pèlerine ; anciennement elle était ouverte devant dans toute sa longueur, ce qui rendait l'enfant très difficile à tenir ; maintenant on fait la pelisse ouverte derrière de haut en bas, on boutonne la partie corsage et la partie jupe reste flottante tout en enveloppant parfaitement le bébé ; cette ouverture par derrière permet d'habiller l'enfant de sa pelisse sans retourner les petits bras en arrière, ce qui constituait toujours un danger.

Capote et béguin. — Enfin la capote ou le béguin constitue la coiffure de sortie, puisqu'il est reconnu que dans la maison l'enfant ne doit pas avoir la tête couverte.

Dans la deuxième layette on emploie comme dans la première, mais avec des dimensions plus grandes :

la chemise de toile ;
la brassière de flanelle ;
la brassière de piqué.

Corset. — Le corset, qui est une bande de coutil échancrée sous les bras avec de petites épaulettes, se croise et se boutonne par devant par des boutonnières, faites aux extrémités, se rapportant à des boutons placés devant, que l'on éloigne successivement quand l'enfant grossit.

Culotte. — La culotte est en flanelle ou en piqué ; elle recouvre une première culotte en tissu éponge. Quelques personnes emploient à cet effet du tissu caoutchouté, son usage est reconnu moins sain, l'enfant baigne dans l'humidité. Il est préférable de changer l'enfant chaque fois qu'il se mouille. La culotte se boutonne par devant en remontant entre les jambes.

Jackson. — Le jackson est un long jupon de flanelle ou de piqué, corsage et jupe d'une seule pièce ; des plis cousus de la taille à l'extrémité supérieure forment le corsage en laissant l'ampleur de la jupe vague ; des petites bretelles retiennent le jackson aux épaules.

Jupon. — La jupe de dessous est composée d'un petit corsage sans manche et d'une jupe cousue par des fronces à la taille ; elle doit être un peu plus longue que le jackson et le dissimuler.

Robe. — La robe de dessus est composée d'une jupe et d'un corsage à manches qui est confectionné avec plus ou moins d'élégance, mais toujours de même forme.

Bas et chaussons. — On met aux enfants de petits bas en tricot de laine recouvrant le genou et de petits chaussons chauds et souples.

4

La bavette remplace le fichu dès le quatrième mois.

La troisième layette ne diffère que par les dimensions des chemises et des brassières. Les robes et

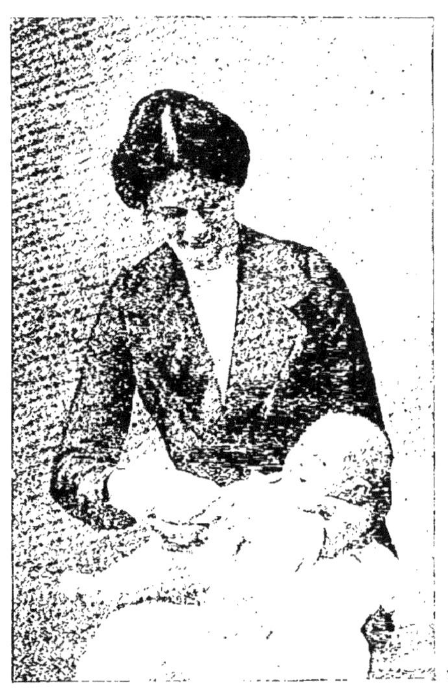

Fig. 5. — TOILETTE DE L'ENFANT (1ᵉʳ temps).

manteaux devront être courts pour ne pas gêner la marche. Les chaussons seront remplacés par des souliers.

Habillement de l'enfant. — On peut habiller l'enfant sur un coussin ou sur les genoux, mais il semblerait que sur les genoux il soit plus solidement placé.

Avant de le sortir du berceau, tous ses vêtements
doivent être préparés pour qu'il ne se refroidisse
pas ; les manches de la chemise et des deux brassières doivent être à l'avance passées les unes dans

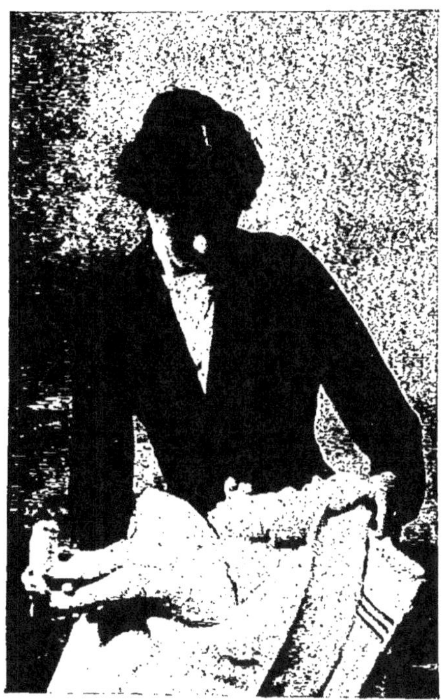

Fig. 6. — Toilette de l'enfant (2e temps).

les autres. On retire premièrement un côté du vêtement que l'on remplace par le nouveau, afin que le
bébé n'ait pas le buste découvert complètement ;
cela fait, on procède de la même façon de l'autre
côté. Un usage très répandu est celui d'entourer les
mains du nouveau-né d'un petit cornet de carton

souplé avant de les faire passer dans les manches des chemises et brassière et pour éviter de blesser les doigts ; ce procédé est plus sûr que toutes les précautions et ingéniosités de la mère ou de la nourrice.

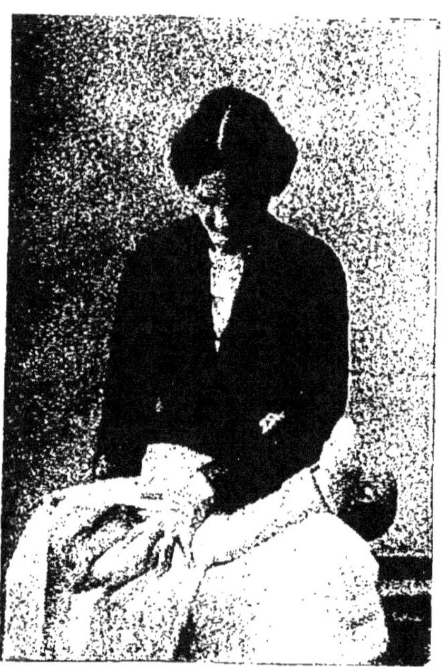

Fig. 7. — Toilette de l'enfant (3e temps).

La partie supérieure du corps étant ainsi vêtue, on met à l'enfant la ceinture de flanelle, on croise les brassières par derrière et on procède à l'enroulement de la sangle anglaise ; on lui fait faire plusieurs fois le tour du tronc par-dessus les brassières et on l'attache avec des épingles de sûreté.

Pour vêtir la partie inférieure du corps, la mère prend sur ses genoux d'abord le lange de laine posé à plat, le carré de tissu éponge bord à bord avec le lange et enfin la couche de toile pliée en pointe ; on place l'enfant sur cette triple enveloppe,

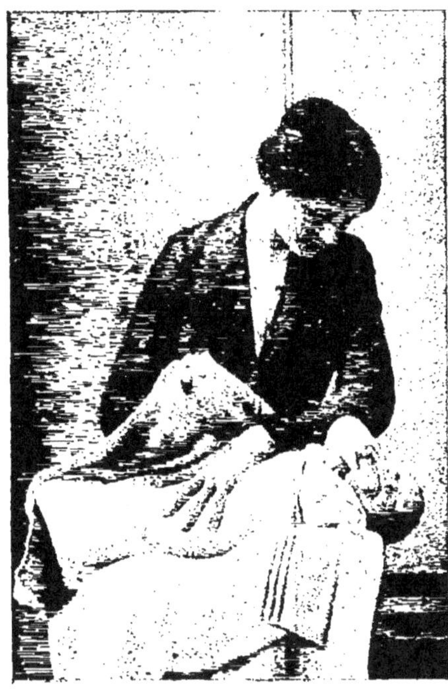

Fig. 8. — TOILETTE DE L'ENFANT (4ᵉ temps).

on ramène les pointes de la couche en avant pour enrouler chaque jambe ; la pointe du milieu doit remonter entre les jambes et se fixer à la brassière par une épingle de sûreté, ensuite on ramène les côtés du lange de laine l'un sur l'autre jusqu'aux pieds. Là on replie le lange à quelques centimètres

4.

des pieds et on le fixe en arrière par des épingles de
sûreté. Le maillot doit être appliqué jusque sous les
bras de l'enfant.

Inutile d'indiquer la manière de placer le fichu,
le jupon, la bavette, la robe, personne ne l'ignore.

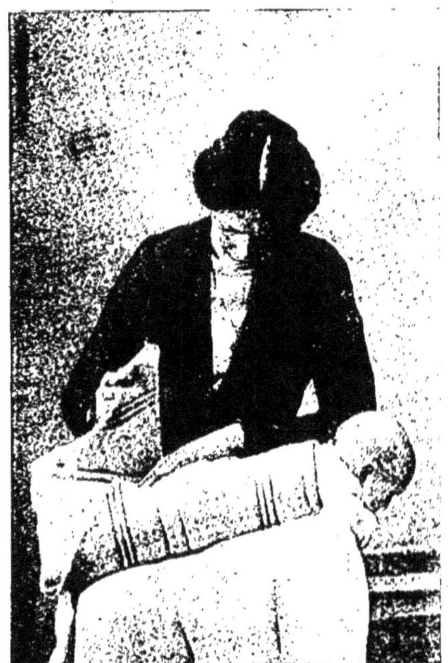

Fig. 9. — TOILETTE DE L'ENFANT (5ᵉ temps).

Quand l'enfant a 4 mois, on remplace le lange de
laine par une culotte de flanelle ; mais l'enfant doit
être vêtu de la couche de toile et du carré de tissu
éponge comme dans la première layette ; la culotte
de flanelle a une pointe qui remonte entre les
jambes, elle se boutonne de chaque côté de la pointe.

On fait tout nouvellement des petites combinaisons en tricot de laine, n'ayant ni manches ni bretelles, mais remontant jusque sous les bras. Quand on veut changer le bébé, on enlève cette combinaison

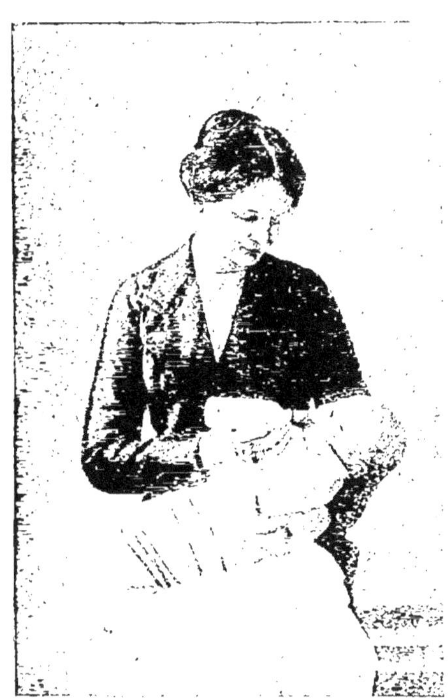

Fig. 10. — Toilette de l'enfant (6ᵉ temps).

en la prenant par la partie supérieure et, une fois retirée, elle se trouve à l'envers. Ce tricot a l'avantage d'être plus souple que la culotte de flanelle et de se terminer par deux petites jambes qui préservent très bien l'enfant contre le froid.

VII

LA TOILETTE DU NOUVEAU-NÉ

LE PREMIER BAIN. — HYGIÈNE DES YEUX,
DE LA PEAU, DES OREILLES,
DES FOSSES NASALES, DE LA BOUCHE,
DU CUIR CHEVELU.
HYGIÈNE DES SEINS DE LA MÈRE OU DE LA
NOURRICE.

LA TOILETTE DU NOUVEAU-NÉ

Le premier bain. — Quand, immédiatement après la naissance, le médecin a séparé l'enfant de la mère par ligature et section du cordon ombilical, l'enfant doit être baigné. Ce bain a pour but de le débarrasser de l'enduit graisseux qui couvre son corps. La baignoire sera remplie d'eau bouilli à la température de 37º-38º environ. C'est la garde qui prend ces soins, pendant que le médecin s'occupe de la mère.

La position du nouveau-né est la suivante : la tête repose par l'occiput sur la main gauche de la garde, tandis que la main droite savonne largement toute la surface du corps, pénétrant dans les plis. La durée du bain est de cinq minutes environ, après quoi l'enfant est enveloppé dans une serviette bien chaude, une couverture de laine et soigneusement asséché. On procède ensuite à l'emmaillotement. Mais, avant, il faut panser le cordon ombilical, zone essentiellement dangereuse si elle est le siège de la moindre infection.

Une compresse de gaze stérile ou un carré de linge fin bien propre est percé en son centre d'un orifice suffisamment large pour laisser passer aisément le cordon. On rabat ce dernier en haut pour éviter le contact avec les garde-robes ou les urines. Une nouvelle lame de gaze sèche le recouvre complètement. On procède ensuite à l'emmaillotement.

Dans les jours suivants, la même toilette sera répétée. Le cordon se flétrit peu à peu ; un sillon d'élimination apparaît à sa base ; il tombe du 4e au 6e jour ; au 8e, la plaie qu'il a laissée après lui s'épidermise. Pendant toute cette période, une hygiène rigoureuse, au besoin l'application d'une poudre cicatrisante, préserveront des complications possibles.

Certains médecins préfèrent attendre la chute du cordon et procèdent jusqu'à ce jour à des lavages du corps par segments.

Hygiène des yeux. — Aussitôt après le premier bain, même avant le bain pour certains, il est de règle de procéder à une toilette des yeux, qui est de première importance, tant les risques sont grands d'une infection des conjonctives très sensibles au moment de la naissance. Il est usuel d'instiller dans chaque œil une goutte de nitrate d'argent à 1 p^r. 150, dans certains cas à 1 p^r. 100.

L'emploi de l'argyrol à 1 p^r. 10 ou tout simplement du jus de citron suffit à préserver les yeux du nouveau-né contre la pullulation de certaines variétés microbiennes.

On peut observer chez certains nouveau-nés un petit cercle rouge autour de l'iris, comparable dans sa couleur à ce qu'on appelle couramment un coup d'air. Il n'y a pas lieu de s'en inquiéter. Il disparaît en trois semaines environ.

Hygiène de la peau. — Le bain complet quotidien doit entrer dans la pratique. Il préserve l'enfant contre les multiples causes d'infection cutanée susceptibles de se produire. Il calme sa nervosité, facilite son sommeil.

La toilette du corps comme celle du visage sera autant que possible assurée avec du coton hydrophile. Pour le tronc et les membres, une éponge exclusivement réservée à cet usage et fréquemment nettoyée peut suffire.

Après le bain, qui durera dix minutes en moyenne, il faut soigneusement assécher la peau du bébé, sans frottements durs et irritants, puis, dans les régions des plis, le poudrer largement avec une poudre inerte : talc stérile, le plus couramment.

On procédera plusieurs fois par jour au changement du linge d'emmaillotement pour éviter la macération de la peau en milieu humide toujours exposé aux fermentations.

Hygiène des oreilles. — Les sécrétions et les poussières qui s'accumulent dans le conduit auditif prédisposent aux infections, de même que le pli rétroauriculaire. Il y a donc lieu de veiller au nettoyage de ces régions, qui sera pratiqué avec un peu d'ouate imbibée d'eau bouillie, mais on n'utilisera pas à cet effet les instruments durs, tels que le cure-oreilles, qui risquent de blesser l'enfant.

Hygiène des fosses nasales. — Un nettoyage doux des narines est indiqué. Au cas de coryza léger, on le complétera par une instillation avec l'huile suivante :

{ Résorcine, 0 gr. 40.
{ Huile d'amandes douces, 20 grammes.

une à deux gouttes dans chaque narine lors de la toilette du matin.

Les jours froids ou humides, cette méthode préserve l'enfant du rhume de cerveau.

L'usage du menthol est rigoureusement interdit à cet âge.

Hygiène de la bouche. — Chez le nouveau-né et le nourrisson, il suffit après chaque tétée de badigeonner les gencives avec un tampon d'ouate hydrophile imbibée d'eau bouillie, pour éviter la stagnation et la fermentation de petits caillots de lait. Cette toilette a son intérêt surtout chez l'enfant déjà grand qui commence à mordiller des aliments solides.

L'usage de la sucette est à éviter. Elle est trop souvent souillée.

Hygiène du cuir chevelu. — On voit couramment dans la classe ouvrière des bébés très bien tenus et dont le cuir chevelu est le siège d'un enduit gras, gris ou marron. Les mères l'appellent « le chapeau » et le respectent. C'est une grosse erreur. Il faut en prévenir l'apparition et, s'il se forme, en débarrasser l'enfant par des nettoyages à la vaseline ou au cold-cream, suivis d'un savonnage de la tête.

Hygiène des seins de la mère ou de la nourrice. — Nous verrons que pendant les premiers temps de l'allaitement il n'est pas rare de voir survenir au

niveau du mamelon des gerçures souvent très douloureuses, susceptibles de se compliquer de lymphangites et d'abcès du sein.

Pour prévenir ces lésions, il faut éviter de laisser
l'enfant mâchonner inutilement le sein quand il ne
fait plus d'efforts de succion, de même que pendant

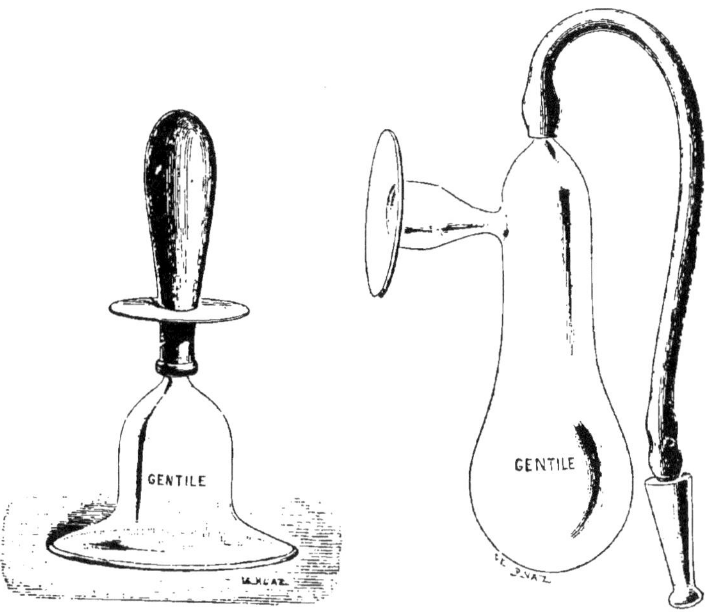

Fig. 11. — TÉTERELLES.

la tétée une pression douce de la glande favorise
l'issue du lait.

Après chaque tétée, le mamelon doit être lavé
à l'eau bouillie, puis bien asséché. L'emploi pour
cette toilette d'une solution faite moitié d'eau-de-
vie, moitié d'eau ordinaire, contribue à raffermir
la peau.

Auvard recommande encore au lieu de ces lotions un saupoudrage avec un mélange de :

Poudre de peroxyde de zinc
Poudre de tanin } à parties égales

qu'on essuie avant la tétée suivante.

Pendant la période des gerçures, il est recommandé de ne pas laisser l'enfant téter le sein malade. Mais il faut éviter de laisser une sécrétion trop abondante distendre les canaux galactophores. On videra donc les deux seins : la pression, la téterelle sont souvent bien insuffisantes. Il existe aujourd'hui un type d'appareil, succipompe de Rohan, qui répond à

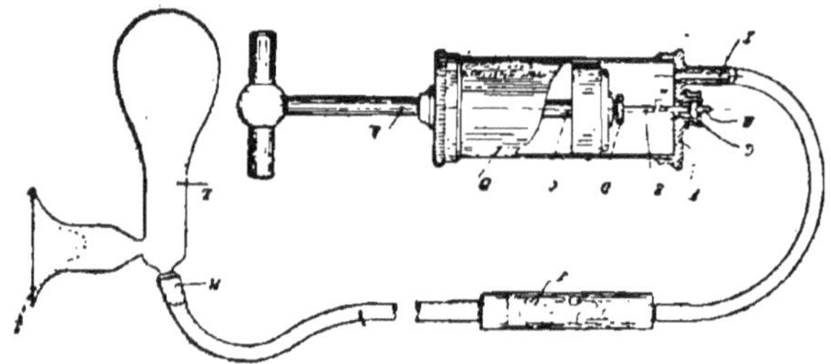

Fig. 12. — SUCCIPOMPE DE ROHAN.

merveille au but recherché. Il permet de vider complètement le sein sans provoquer la moindre douleur.

Le traitement consistera à calmer l'inflammation que traduit la rougeur de la peau par des pansements humides légèrement alcoolisés, puis, quand ce résultat est obtenu, à favoriser la cicatrisation de la petite plaie.

Lepage recommande le procédé suivant : il utilise une solution ainsi composée :

Glycérine	250	gr.
Eau stérilisée	225	gr.
Alcool	25	gr.
Biodure de mercure	0 gr. 05 à 0 gr. 10	
Iodure de potassium	5 gr. p. dissoudre	

« On découpe dans de la tarlatane pliée en huit épaisseurs des rondelles un peu plus grandes qu'une pièce de 5 francs : on les fait bouillir dans de l'eau pendant un quart d'heure et on les laisse ensuite tremper en permanence dans la mixture antiseptique. Après chaque tétée, on lave le mamelon avec la solution ci-dessus formulée, puis on le recouvre d'une rondelle de tarlatane imbibée de ce même liquide ; enfin on applique encore par-dessus une compresse boriquée, du taffetas gommé, une couche d'ouate et un bandage de corps. A la tétée suivante, on enlève le pansement, on lave avec soin, avec de l'eau bouillie tiède, le mamelon et l'aréole, puis on met le nourrisson au sein. »

M. Marfan conseille l'application du topique suivant :

Eau de roses...............	40	gr.
Glycérine	20	gr.
Borate de soude	8	gr.
Teinture de benjoin.........	12	gr.

Même mode de pansement.

Il recommande également de nettoyer minutieusement la bouche de l'enfant.

Nous n'entrerons pas dans l'étude détaillée des lymphangites et abcès du sein. Le médecin devra appliquer lui-même le traitement.

VIII

LE SOMMEIL, — LES SORTIES.
LA VOITURE. — LES JOUETS.

LE SOMMEIL

Le sommeil. — Plus l'enfant est jeune, plus il a besoin de sommeil. C'est une nécessité qui s'impose et dont la rigoureuse observation favorise la bonne santé générale. L'enfant qui ne dort pas suffisamment est nerveux, irritable, exigeant. Son appétit est troublé.

Beaucoup de parents diront: « Mon enfant est comme moi, il dort très peu. » Avant d'invoquer cette interprétation par l'hérédité, il y a lieu d'incriminer plus souvent une erreur dans l'hygiène générale du bébé. Une enquête nous montrera pourquoi l'enfant ne dort pas : insuffisance des sorties, médiocre ventilation de sa chambre de nuit, chauffage excessif, alimentation mal réglée..., etc...

Pendant les premières semaines, le nouveau-né dort presque tout le temps dans l'intervalle des tétées ; tel est son besoin de sommeil qu'il arrive constamment de le voir s'assoupir au sein de sa mère.

A mesure qu'il avance en âge, le temps de veille se prolonge « d'un quart d'heure vers la quatrième semaine, d'une demi-heure vers la huitième, d'une

5.

heure vers le quatrième mois. » (Variot.) Étant données ces observations, quelles sont les meilleures conditions à son bon sommeil ?

Après chaque tétée, l'enfant est posé dans son berceau, non point sur le dos mais sur le côté ; s'il vomit ou s'il a même de simples régurgitations, il n'y aura pas à craindre qu'il s'engoue. Le côté sur lequel repose l'enfant sera tantôt le droit, tantôt le gauche, pour éviter que, dans une attitude uniforme, le poids de la tête sur l'oreiller n'altère à la longue la symétrie cranienne.

Le crâne ne possède en effet pendant les premiers mois qu'une faible résistance relativement au poids de toute la tête. On voit chez les enfants toujours couchés sur le même côté survenir une asymétrie plus ou moins accusée (voir page 11). Chez ceux qu'on a laissés dans une position constante sur le dos, la nuque s'aplatit ; les cheveux sont eux-mêmes altérés par cette pression continue et tombent ; le fait s'exagère chez certains bébés qui ont la manie de mouvoir fréquemment la tête de droite à gauche. Ce geste n'est le plus souvent que le résultat d'un léger prurit en rapport avec une nutrition défectueuse de la peau, elle-même sous l'influence de la position couchée sur le dos.

Si le sommeil de l'enfant doit être obtenu à tout prix, faut-il que toute une famille en soit l'esclave ? Non. C'est une question d'habitude à donner à l'enfant dès les premiers jours de savoir dormir malgré le bruit. Autrefois nos mères installaient le moïse dans la pièce où elles recevaient ; on y causait, on faisait même de la musique et nous dormions fort bien, indifférents au tapage extérieur.

Aujourd'hui, c'est l'inverse ; on ne cause pas ou seulement à voix basse, si la chambre de l'enfant est voisine du salon, on ne fait plus de musique de peur de réveiller Bébé. C'est excessif et l'enfant est le premier à en souffrir, car il ne saura plus jamais dormir que dans le silence absolu. Gâteries inutiles, nuisibles dans l'avenir. Le bébé doit dès sa naissance être soumis à de bonnes habitudes. Chérissons les enfants, mais n'en faisons pas des petits maîtres disposés de bonne heure à exploiter notre sensiblerie.

La tétée de la nuit. — Pendant les deux premiers mois, il est préférable de donner une tétée la nuit. On évite ainsi de rapprocher par trop les tétées de la journée.

Mais dès que l'enfant ne prend plus le sein ou le biberon que sept fois dans les 24 heures, il est préférable de donner le premier repas de très bonne heure pour lui assurer un sommeil continu.

Si on peut dès la naissance éviter la tétée nocturne, les mères ne s'en reposeront que mieux. Cette méthode est rationnelle à condition que l'accroissement quotidien n'en soit pas retardé.

Les sorties. — L'enfant a besoin de respirer un air pur. Il est comme la plante qui ne vit que si elle possède ces trois éléments nécessaires à sa croissance : air, lumière, chaleur.

Il faut donc faire sortir l'enfant tous les jours régulièrement ; l'appétit, la digestion, le sommeil n'en seront que facilités. Encore y a-t-il des règles qu'on observera strictement, car il est un fait devant lequel on doit s'incliner impérieusement : la sensibilité de l'enfant au froid. Il est facile de dire : « Il faut aguerrir les enfants de bonne heure ; » il est trop tard pour réfléchir sur cette formule toute faite quand survient une bronchite ou une pneumonie. Méfions-nous donc des aphorismes et inclinons-nous sagement devant les faits : l'enfant se refroidit facilement, il n'a pour se défendre que l'enveloppe de ses vêtements et la source de chaleur que lui apporte l'aliment lacté. Donc, quand nous éprouvons nous-mêmes adultes, qui nous défendons contre le froid par la marche, une impression de malaise en sortant de notre maison, rendons-nous compte qu'il est préférable ce jour-là de ne pas sortir l'enfant. On y suppléera en promenant dans la chambre, fenêtres ouvertes, l'enfant chaudement vêtu. Quand il sera plus âgé, il sera temps de l'aguerrir. A cette époque, il marche, court, s'agite ; ses membres fonctionnent ; les dangers de refroidissement ne sont plus les mêmes.

La première sortie n'aura pas lieu avant le quinzième jour en été, la fin du premier mois en hiver.

Dans certaines régions, cette règle n'est pas observée, de redoutables conséquences s'ensuivent. Ainsi il est de coutume en Bretagne de baptiser les nouveau-nés de très bonne heure ; mais il y a loin de la maison à l'église et l'enfant se trouve gravement exposé. Aussi la mortalité par pneumonie, congestions aiguës est-elle plus élevée qu'ailleurs.

La première sortie ne dépassera pas une durée d'un quart d'heure ; elle aura lieu par un jour de très beau temps et au moment le plus propice, entre 11 heures et 2 heures. L'enfant sera très couvert ;

Un voile préservera son visage. Les jours suivants, la durée de la promenade sera progressivement augmentée.

A trois mois, l'enfant devra sortir une heure le matin, deux heures l'après-midi. A quatre mois, deux heures le matin, deux à trois heures l'après-midi. Les variations de température dirigeront bien entendu les modifications que pourra comporter cette règle. Mais l'enfant ne devra pas être dehors après 3 h. 1/2 ou 4 heures en hiver, 5 heures au printemps, 6 heures en été. Il est navrant de rencontrer parfois, le soir tard par un temps souvent humide et frais, des enfants encore sur le bras de leur mère et qu'on ne ramène qu'à cette heure tardive sous prétexte qu'une partie de plaisir retenait les parents à la campagne.

La voiture. — L'usage de la voiture n'est autorisé que vers le troisième mois pendant la mauvaise saison, le deuxième en été, avec quelques restrictions pour l'enfant très vigoureux.

L'enfant y reste immobile tandis que sur le bras de sa mère il participe à ses mouvements. En hiver l'enfant, dans sa voiture, prend facilement froid. Il bave ou régurgite sur son manteau un liquide qui entretient autour du cou une humidité glaciale. La voiture conduit l'enfant à l'endroit choisi ; arrivé au but il en sera extrait et sera porté sur les bras.

On choisira une voiture bien équilibrée, bien suspendue, pour éviter les chutes et les secousses ; elle sera munie d'une capote hermétiquement fermée du côté de la tête et pouvant être complètement relevée au cas d'une surprise par une averse ou un vent violent.

La voiture sera poussée avec douceur et sa conduite ne sera jamais confiée à un enfant.

Les jouets. — Le nourrisson ne commence guère à jouer avant le sixième mois.

Le hochet sera soit en argent, soit en os ; les jouets en caoutchouc brut ne doivent pas être enduits de peinture. Comme l'enfant a toujours tendance à les porter à la bouche, il est préférable de les fixer par un ruban passant autour du cou ; ces objets ne traîneront pas ainsi à terre et seront moins facilement souillés. .

IX

ALLAITEMENT AU SEIN

LAIT DE FEMME.
COLOSTRUM. — SÉCRÉTION LACTÉE DÉFINITIVE.
COMPOSITION DU LAIT.
PASSAGE DANS LE LAIT DE SUBSTANCES
MÉDICAMENTEUSES OU TOXIQUES.
ALIMENTATION DE LA MÈRE OU DE
LA NOURRICE.

ALLAITEMENT AU SEIN

Le lait de femme. — Pendant les deux premières années de la vie, le lait constitue l'aliment par excellence ; il est le seul que l'enfant puisse digérer pendant les sept premiers mois ; passé cette époque, qui répond, en moyenne, à l'éclosion des premières dents, d'autres substances peuvent être assimilées et sont même nécessaires au développement du nourisson. Les diverses farines, délayées dans l'eau, mises dans du lait animal, seront quotidiennement utilisées dans l'alimentation, qui deviendra de plus en plus riche et variée ; mais jusqu'à deux ans, lait de femme d'abord, lait animal ensuite resteront l'aliment de fond. La sécrétion lactée diminue progressivement chez la mère à partir du 10e mois et se tarit spontanément du 15e au 18e environ.

Le lait de femme ne présente pas d'emblée sa composition définitive.

Colostrum. — Avant la naissance de son enfant, les glandes mammaires de la femme sécrètent un liquide blanc jaunâtre, épais, visqueux, trouble, qui tache le linge ; ce liquide est appelé « colostrum ».

Il devient ensuite plus clair, plus séreux, plus blanc. Une analyse montre la composition chimique suivante :

Densité	1034,25
Extrait sec (par litre)	123,25
Eau	910,67
Beurre	25,20
Lactose hydra'é	63,33
Lactose anhydre	60,16
Caséine	20,60
Cendres	2,50
Autres substances	15,12

(D'après F. Guiraud.)

Ce n'est guère qu'entre le 2ᵉ et le 4ᵉ jours que la sécrétion colostrale se transforme en sécrétion lactée. Ce phénomène dit de « la montée laiteuse » se traduit par le gonflement des seins, leur consistance dure, l'issue spontanée du lait. La mère éprouve parfois une certaine fatigue générale ; à ces troubles on a donné à tort le nom de « fièvre de lait » ; en réalité, à l'état normal, la fièvre de lait n'existe pas ; si la température s'élève au moment de la montée laiteuse, elle reconnaît une autre origine que seul le médecin est en état de déceler.

Sécrétion lactée définitive. — La sécrétion lactée s'établit du fait de la fonction d'élaboration par la glande mammaire de ses substances constitutives ; elle en emprunte au sang en circulation les éléments essentiels, mais aucune de ces substances ne préexiste dans le sang.

Le lait sécrété par les cellules glandulaires fait issue par 12 à 15 petits canaux dits « canaux galactophores » renflés avant leur terminaison en sinus où il s'accumule dans l'intervalle des tétées. Quand on exerce une pression d'arrière en avant sur l'aréole du mamelon, les premières gouttes sont clairs ; c'est une erreur de croire qu'elles sont inutiles et qu'il faut les éliminer avant de donner le sein ; elles contribuent à assurer au lait la densité nécessaire à sa meilleure digestion.

Quand, pour une raison quelconque, l'enfant n'a pas tété pendant plusieurs heures, les seins se gonflent, deviennent douloureux, c'est encore la partie claire du lait qui s'échappe spontanément. Inversement, si, interrompant la tétée avant la fin, on exprime le mamelon, on donne issue à un lait plus épais, plus blanc (voir page 123).

Composition du lait. — La composition du lait d'une mère bien portante est « idéale » pour la bonne digestion de l'enfant et les besoins de son organisme, tant au point de vue qualitatif que quantitatif. Il contient principalement des subtances albuminoïdes, albumine et caséine, un sucre : le lactose, une matière grasse : le beurre, des sels minéraux, des ferments qui lui sont propres. Aucune synthèse ne peut arriver à reproduire cet aliment naturel.

Le tableau suivant représente la composition moyenne du lait de femme (pour 1 litre) :

Densité	1030
Eau	874,1
Caséine	10.3
Albumine	12,6
Beurre..	37,8
Lactose	62,1
Sels minéraux	3,1
Résidu fixe à 100°	125,9

(D'après Armand Gauthier.)

Chacun de ces éléments est nécessaire à l'organisme de l'enfant, faute de quoi il se produit un arrêt d'accroissement ou une déperdition.

Dans certains cas, il peut y avoir inégalité de proportion entre ces diverses substances ; une analyse montrera par exemple une insuffisance ou une richesse excessive de caséine, de beurre. Mais il n'est pas permis de juger de la valeur d'un lait d'après un seul examen ; la traite devra porter sur plusieurs tétées de la journée, sur la quantité totale de chacune d'elles ; on appréciera la valeur de chaque sein. A cette condition seulement, si l'analyse révèle une insuffisance notable ou une richesse excessive de tel élément, on sera en droit d'imputer à cette faute de composition les troubles digestifs observés chez l'enfant. Encore devra-t-on y mettre beaucoup de réserve, être certain qu'une autre cause indépendante du mode d'alimentation n'est pas en jeu. Que l'on sache enfin qu'il est des laits apparemment insuffisants ou trop riches à l'analyse qui sont compatibles avec un accroissement très satisfaisant et qu'inversement certains enfants au sein d'une nourrice douée d'un bon lait en apparence sont troublés dans leur développement et leur santé générale. C'est dire par là même que nous ne connaissons pas encore toutes les propriétés du lait de femme.

Une erreur prolongée d'alimentation chez la mère-nourrice, des émotions, des veilles prolongées, une maladie intercurrente peuvent influer sur la sécrétion du lait ou sa composition. C'est le devoir du médecin de déclarer la cause exacte apportée à ce trouble sécréteur et d'y parer dans la mesure possible.

Passage dans le lait de substances médicamenteuses ou toxiques. — Les glandes mammaires sont susceptibles d'éliminer diverses substances médicamenteuses ou toxiques, toujours nuisibles pour le nourrisson ; les mères devront donc éviter l'emploi de certains médicaments, parmi lesquels nous citerons .plus spécialement : l'iode, le chloroforme, l'antipyrine, la morphine, l'opium sous ses diverses formes, l'atropine, le chloral... etc... De même dans l'alimentation courante, elles devront savoir s'abstenir de certains mets irritants pour le tube digestif de l'enfant.

Alimentation de la mère ou de la nourrice. — Ce n'est pas là un des moindres soucis des jeunes mamans ; combien d'entre elles, trop scrupuleuses, incrimineront une erreur d'alimentation pour expliquer une mauvaise digestion ou une régurgitation du bébé, et s'imposeront un régime sévère dont la nouveauté et l'excessive rigueur sont plus souvent un mal qu'un bien ! La vérité est dans un juste milieu. Il faut surtout savoir, et ce que nous dirons pour les mères s'applique également et surtout aux nourrices, qu'il n'y a pas un régime spécial. Toute alimentation doit rester voisine de l'alimentation habituelle. Les femmes de la ville ont un régime plus varié que celles de la campagne, dont les repas sont limités à un petit nombre de mets seulement plus copieux. Vouloir modifier complètement le régime habituel serait aussi néfaste aux unes qu'aux autres. Une juste proportion répartira l'usage du poisson, de la cervelle, des légumes : pommes de terre, pois, haricots, lentilles, riz, de laitages, ce fromages, de fruits cuits. M. Variot recommande l'absorption d'une grande quantité de pain. Qu'il suffise de savoir la nécessité de proscrire de l'alimentation courante les épices, les condiments, les crudités, la charcuterie, le gibier et toutes viandes faisandées, certains légumes verts, tels que chou, salade, oseille, asperges. Les boissons préférables sont l'eau, la bière très faiblement alcoolisée ; une petite quantité de vin, de cidre, mêlée à l'eau, n'est pas interdite. On ne saurait par contre se révolter assez contre l'abus d'alcool et d'essences qui sont d'un emploi courant dans certaines contrées de France.

L'industrie moderne vante beaucoup certaines substances dites galactagogues, favorables à la sécrétion plus active du lait. Fort peu ont fait leurs preuves. Nous recommandons aux mères d'apporter dans leur emploi une sage modération.

X

ALLAITEMENT AU SEIN

(Suite.)

DE L'ALLAITEMENT AU SEIN
(Suite.)

Allaitement maternel. — « L'allaitement maternel, considéré jadis, et à bon droit, comme un devoir dont l'accomplissement était même garanti dans les sociétés antiques par des prescriptions légales, est devenu aujourd'hui, dans certaines classes, une entrave incommode et dont on se débarrasse trop aisément. Cette désertion d'un devoir auquel la nature tenait tant qu'elle y a attaché, non sans intention, l'attrait d'une des joies les plus pures, s'explique-t-elle, comme on l'a prétendu, par l'abaissement du niveau général de la santé et de la vigueur, ou ne dépendrait-elle pas plutôt de l'affaiblissement du sens maternel et de la faiblesse trop indulgente avec laquelle les médecins de nos jours acceptent les raisons d'inaptitude qui leur sont alléguées ? Il y a, sous ce rapport, un relâchement trop réel, et l'hygiène a pour mission d'en arrêter les progrès, en rappelant les mères au sentiment du danger qu menace leur enfant quand elles le confient à une nourrice mercenaire ou quand elles lui font

courir les hasards périlleux de l'allaitement artificiel [1]. »

L'histoire nous apprend, contrairement à la croyance, que, même chez les privilégiés, ce devoir de nature était respecté.

Sarah, qui était de rang élevé, nourrit son fils Isaac.

Anne, femme d'Elcana et mère de Samuel, allaita l'enfant prophète (*Livre des Rois*, ch. I, v. 23). Fleury, dans *les Mœurs des Hébreux*, ne parle que de trois nourrices : celle de Rébecca, celle de Miphiboseth et celle de Joas. Hécube avait également nourri Hector et Pénélope Télémaque.

L'erreur qui s'est propagée sur le rôle des nourrices tient à ce que ce mot se retrouve fréquemment dans les classiques, mais il s'étendait en réalité aux femmes chargées de donner des soins aux enfants à l'époque du sevrage.

Des documents nous apprennent qu'au temps de Lycurgue et longtemps après lui l'allaitement maternel était obligatoire.

Le relâchement dans l'observation de ce devoir maternel par les femmes romaines inspira les attaques indignées de Juvénal. L'Église à son tour s'en alarma, comme nous le révèlent les écrits de saint Ambroise, de saint Chrysostome (Homélie I, in psalm. XX), de saint Clément d'Alexandrie (*Pedagogia*, livre III, cap. IV).

Est-il besoin de recourir plus longtemps à l'enseignement du passé pour rappeler aux parents le droit absolu de propriété de l'enfant au lait maternel ?

---

1. FONSAGRIVES, *Entretiens familiers sur l'hygiène*. Lib. Delagrave.

Trouvons-nous dans l'espèce animale l'exemple de femelles refusant d'allaiter leurs petits ?

Allaitement maternel et allaitement mercenaire. — Bien des efforts ont été tentés pour mettre un frein au commerce du lait de femme.

La législation moderne, par la loi Roussel, exige des mères qui se placent comme nourrices que leur nourrisson soit âgé d'au moins sept mois, faute de quoi il doit être confié jusqu'à cet âge au sein d'une autre femme. Il n'est pas douteux que l'industrie nourricière subit un ralentissement progressif en France. Que de mères se sont vu punir de l'oubli de leurs devoirs par les multiples tracas qui ont suivi l'entrée de la nourrice au foyer familial ! Comment demander à de malheureuses femmes qui viennent vendre leur lait de présenter toutes les garanties désirables ? S'il en est parmi elles qui se dévouent entièrement à l'enfant qui leur est confié, combien d'autres usent et abusent du fait qu'elles se savent nécessaires ; les unes sont des filles-mères réduites par le besoin ou poussées par la cupidité à ce regrettable commerce ; sans vouloir leur jeter la pierre, pouvons-nous répondre de leurs qualités morales si nécessaires ? D'autres sont de braves femmes dont le mari, les enfants sont au loin ; que la santé d'un des leurs soit gravement compromise, est-il possible, humainement, de s'opposer à leur départ précipité ? Qui de nous n'a pas assisté à ces pénibles surprises et n'a dû subitement procéder à un sevrage brutal ?

Nous n'aborderons pas ici l'étude des risques de contamination de certaines affections redoutables de la nourrice à l'enfant. La plus grande sincérité des renseignements fournis, les examens médicaux les plus soigneux ne nous mettent pas à l'abri des désastres. Combien lourde est la responsabilité du médecin dans ce redoutable domaine !

Beaucoup de jeunes mères, souvent influencées par des observations néfastes des personnes de leur entourage, s'imaginent qu'elles ne seront pas en état de nourrir.

La statistique dressée par Mme Dluski[1], dans le service de M. le professeur Pinard, montre que sur 100 femmes se trouvant dans les conditions voulues d'alimentation et de repos, 99 ont des chances de pouvoir nourrir leur enfant. Voici les conclusions textuelles de Mme Dluski :

1º Les femmes, à peu d'exceptions près, peuvent être de bonnes nourrices ;

2º Plus des 4 /5 des femmes le sont dès le début de l'allaitement ;

3º Presque toutes le deviennent après un temps plus ou moins long ;

4º Les cas d'agalactie (absence du lait) sont excessivement rares ; l'agalactie absolue n'existe pas ;

5º La nécessité d'interdire l'allaitement s'impose très rarement ;

6º Les multipares qui ont allaité leurs enfants sont meilleures nourrices que les primipares ;

7º Les complications du côté des seins (gerçures, lymphangites, etc...) sont chez les anciennes nourrices plus rares et moins graves.

1. Voir MARFAN, *Traité de l'allaitement et de l'alimentation des enfants du premier âge.* Librairie Stenheil.

Obstacles à l'allaitement maternel. — Parmi les diverses raisons qui peuvent s'opposer à l'allaitement maternel ou l'entraver, les unes sont de nature organique, les autres relèvent du domaine social.

Obstacles d'ordre organique. — 1° *Insuffisance de sécrétion lactée, hypogalactie, agalactie.*

Les cas sont rares où cette insuffisance de sécrétion se manifeste dès les premiers temps de l'allaitement ; l'atrophie des glandes mammaires, l'épreuve de la pesée avant et après la tétée montrant que l'enfant n'a rien ou insuffisamment absorbé, sont là pour confirmer ce trouble fonctionnel. De ces deux modes d'appréciation, seul le dernier est valable, car il est des exemples nombreux de mères ayant des seins apparemment petits et dont la sécrétion est cependant suffisante. Dans certains pays (Angleterre), dans certaines familles, où l'allaitement maternel, depuis plusieurs générations, n'est pas coutumier, on note des cas d'insuffisance glandulaire. Dans nos pays, c'est l'exception. Cette absence de sécrétion lactée s'observe surtout au bout de quelques semaines ou de quelques mois ; elle tient le plus souvent à ce que l'enfant est soumis d'emblée à un allaitement mixte où la part du biberon domine celle du sein ; il faut savoir que la succion du mamelon par l'enfant est nécessaire à la montée du lait ; si ce principe n'est pas observé pendant les premières semaines, il y a tout lieu de redouter au bout de peu de temps les surprises d'une insuffisance de sécrétion.

Malformations des seins. — Il est des cas, très rares d'ailleurs, où les mamelons sont rétractés,

6.

ombiliqués ; il est impossible, même par la pression, de les faire saillir ; les tentatives de succion de l'enfant restent vaines, l'allaitement se trouve compromis. Mais s'il s'agit simplement de mamelons peu saillants, il faut, avant même la naissance de l'enfant, les modeler, en vue de l'avenir, par des manipulations légères et des lotions à l'alcool à 60°.

Avant de renoncer à nourrir l'enfant, on devra recourir à l'usage de la téterelle, petit entonnoir de verre, muni d'une tétine de caoutchouc et dont on applique la large ouverture sur l'aréole du sein. L'aspiration du lait par succion de la tétine est de nature parfois à provoquer de façon progressive la saillie du mamelon.

Crevasses. Gerçures. — Ces mots sont la terreur des mamans, souvent à juste titre, car elles sont de nature à rendre l'allaitement extrêmement pénible. Elles apparaissent en général dans les trois jours qui suivent la mise au sein ; elles reconnaissent pour cause la macération de la peau, très sensible à ce niveau, sous l'influence des premiers efforts prolongés de succion. Pour les éviter, nous recommandons une hygiène soigneuse des seins qui seront lavés à l'eau bouillie froide avant et après la tétée, puis bien asséchés avec de l'ouate hydrophile. Les lotions avec l'alcool à 60° sont également indiquées. Il faut éviter de prolonger outre mesure la durée des premières tétées ; on facilitera donc la tâche du bébé par une pression douce de l'aréole entre le médius et l'index qui favorisera l'issue du lait. L'alternance des tétées pendant les « premières , semaines sera également un bon moyen prophylactique, que ne contre-indiquent pas à cette époque précoce de l'allaitement les règles de fixation de la ration alimentaire. Enfin l'usage de la téterelle, du succipompe, rend dans ces circonstances de précieux services (voir : *Hygiène de la mère*).

Lymphangites, abcès. — Malheureusement, ces érosions, parfois minimes, mais qui siègent dans une région de la peau très sujette aux infections, sont susceptibles de se compliquer de lymphangite, d'abcès..., etc... Donc, si la gerçure ou la crevasse s'accompagne de rougeur, de sensation de tension, de douleur, si le sommeil est troublé, si la température s'élève, il faut aussitôt faire appel au médecin, dont les soins préviendront des complications redoutables pour l'avenir fonctionnel du sein.

Maladies générales. — Certaines affections chroniques, tuberculose, maladies de cœur, entérocolite, anémie profonde, interdisent l'allaitement. La santé de la mère pourrait être compromise et l'enfant pâtirait à son tour. Il en est de même de certaines affections aiguës ; les unes sont une contre-indication formelle, fièvre typhoïde, pleurésie, etc..., d'autres, de courte durée, permettront la continuation de l'allaitement. Dans tous ces cas, seul le médecin est désigné pour prendre une décision qui sera basée sur la nature de la maladie, l'âge de l'enfant, les modifications de la sécrétion lactée, la courbe de poids ; il pourra, d'après ces renseignements, conclure à la continuation ou à la cessation de l'allaitement, ou à l'application d'un allaitement mixte.

Il est une raison trop souvent invoquée par les jeunes mères ou un entourage inquiet pour renoncer à l'allaitement ; nous voulons parler du nervosisme ; si la cause de ce trouble est suffisamment grave pour provoquer un appauvrissement de la sécrétion lactée, il peut être nécessaire de suspendre le nourrissage ou d'aider la mère dans l'allaitement artif.ciel ; nous ne nous ferons pas les complices d'une telle détermination si le nervosisme dépend d'une cause que n'exige pas la situation sociale de la mère.

Obstacles tenant à l'enfant. — Chez l'enfant, les obstacles qui s'opposent à l'allaitement au sein sont rarement de nature à l'interdire de façon définitive.

Le frein de la langue est parfois un peu court et semble gêner la succion. C'est là un préjugé courant que l'examen ne confirme pas le plus souvent. Il suffit d'ailleurs d'un léger coup de ciseaux pour libérer la langue du nourrisson.

Plus graves sont les malformations de la bouche : bec de lièvre, perforation de la voûte palatine ; sans aucun doute, dans de pareils cas, la succion du mamelon est le plus souvent impossible.

Les végétations adénoïdes sont rarement suffisantes à troubler l'allaitement. Le fait se rencontre cependant et peut nécessiter l'intervention libératrice.

Obstacles d'ordre social. — Il est des cas où les nécessités de la vie ne permettent pas aux mères de s'occuper de l'allaitement de leur enfant. Le fait se rencontre malheureusement trop

souvent dans la classe ouvrière où le salaire du mari
ne suffit pas à subvenir aux besoins de toute une
famille. Les enfants sont confiés aux crêches où ils
reçoivent l'allaitement artificiel. Nous recommandons néanmoins à ces victimes de la misère sociale
de donner le sein dans la mesure où le temps et leurs
forces le permettront. Une à trois tétées par vingt-
quatre heures seront toujours précieuses au développement de l'enfant.

XI

LA RATION ALIMENTAIRE DANS L'ALLAITEMENT AU SEIN

« LAISSONS LES BÉBÉS AU SEIN TÉTER SUIVANT
LEUR APPÉTIT » (Dr VARIOT).
DES DANGERS DE L'ALIMENTATION
INSUFFISANTE
(HYPOALIMENTATION DE VARIOT).
DES RAPPORTS DU POIDS ET DE LA TAILLE DANS
LE PREMIER AGE.
IMPORTANCE DE LA NOTION DE TAILLE DANS LA
FIXATION DE LA RATION ALIMENTAIRE.
DES CAS OU IL PEUT ÊTRE NÉCESSAIRE
DE DIMINUER LA DURÉE
DES TÉTÉES OU DE NE DONNER QU'UN SEIN.
DE LA TÉTÉE.

LA RATION ALIMENTAIRE DANS L'ALLAITEMENT AU SEIN

« **Laissons les bébés au sein téter suivant leur appétit.** » — Par cet aphorisme, M. Variot a tenu à réagir
énergiquement contre le rigorisme qui sévit aujour-
d'hui dans la fixation de la ration alimentaire du
nourrisson au sein.

Depuis une quinzaine d'années, sous l'influence
de la phobie de la suralimentation, des chefs d'école
ont fixé des limites trop strictes à la durée des tétées
et par suite à la dose de lait ingéré. Cette ration‘
pour ces auteurs, est évaluée par jour au dixième
du poids de l'enfant, à cent grammes de lait par
kilogramme du poids. Quiconque dépasserait ces
chiffres exposerait le nourrisson aux dangers de la
suralimentation.

Médecins et sages-femmes, imbus du dogme considéré comme intangible en raison de l'autorité de
ceux qui l'avaient conçu, en ont répandu dans le
public les stricts préceptes ; la balance, ce redoutable
compteur de l'alimentation, est alors devenue l'auxi-
liaire indispensable qui préservera des méfaits
d'une nourriture trop abondante ; pour les mères à

qui leurs moyens insuffisants refusaient cet instrument, on fixa la rigoureuse durée des tétées, on leur prescrivit de ne donner chaque fois qu'un seul sein, tristes conséquences d'une grosse erreur de calcul. Toute une symptomatologie nouvelle s'est révélée, dont nous voyons les tristes effets dans nos consultations de nourrissons : des mères désolées, les yeux anxieusement fixés sur le fléau de la balance, des enfants qui crient famine, cessent de s'accroître, déclinent peu à peu, et au bout de quelques semaines pèsent moins que le jour de leur naissance. De là aux pires conclusions sur la valeur de leur lait, il n'y a pas loin pour les pauvres mamans : « Docteur, mon lait est mauvais... mon lait empoisonne mon enfant... » L'excuse est vite trouvée à la substitution du biberon au sein de la mère qui pourtant présentait toutes les qualités voulues pour assurer une bonne alimentation. D'ailleurs la sécrétion s'épuise quand la succion est insuffisante pour l'entretenir et c'est alors le refrain trop souvent entendu : « Docteur, j'ai donné le biberon, je n'avais plus de lait. »

Il est temps de réagir contre les méfaits de la ration mathématique dans l'allaitement au sein. Ce n'est pas un des moindres mérites du Dr Variot d'avoir mis en évidence tant par ses communications scientifiques, que par son enseignement écrit et oral, les redoutables conséquences d'une doctrine basée sur l'aphorisme erroné des 100 grammes par kilogramme qui n'a pour lui que l'élégance de sa formule.

Considérons donc une bonne fois que le lait de femme est l'aliment idéal pour l'enfant, que, dans l'ordre normal des choses, la sécrétion en est établie du fait de la succion et par suite des besoins de son organisme. Je ne sache pas que l'espèce animale ait eu à souffrir de la seule notion d'appétit qui règle l'allaitement.

Observons impartialement ce qui se passe dans les campagnes où la vieille routine l'emporte sur les tentatives de législation scientifique.

Dans une enquête pratiquée sur plusieurs milliers de nourrices qui ont élevé elles-mêmes leur propres enfants, au nombre de plus de 10,000. M. Variot a constaté que la mortalité de 0 à 1 an n'excédait pas 4,5 %, ce qui représente un pourcentage irréductible, et qu'on ne retrouve dans nul autre pays d'Europe, même la Norvège qui est un des plus favorisés.

Pour 1912, les chiffres relevés ont été les suivants :

Nourrices	1 255
Nombre de leurs enfants	3.748
Nombre de morts de 0 à 1 an	118
Mortalité	3,14 %

Ces femmes appartiennent à la classe ouvrière ; bon nombre d'entre elles ne savent même pas lire. Il y a tout lieu d'admettre qu'elles donnent le sein sans compter, le jour et la nuit, lorsque l'enfant crie.

Une mortalité aussi basse est l'enseignement le plus frappant contre la théorie du rationnement dans l'allaitement au sein.

Poursuivant son enquête chez des nourrissons non réglés, M. Variot a institué un contrôle par la balance de la quantité de lait absorbé à chaque tétée par les quinze nourrissons en observation à la nourricerie Parrot :

« Chaque nourrisson, qu'il soit débile ou normal, est mis au sein d'une nourrice huit fois en vingt-quatre heures, six fois le jour, deux fois la nuit ; on le laisse boire à sa soif, il tette les deux seins si un seul ne lui suffit pas. Chaque tétée, nuit et jour, est pesée et enregistrée sur nos feuilles ; nous additionnons les quantités de lait absorbées quotidiennement. Sur les mêmes feuilles, les variations de poids quotidiennes de l'enfant sont relevées, de même que les variations de la taille tous les quatre jours. Il est impossible, je crois, de faire un contrôle plus régulier et plus méthodique de l'allaitement au sein et les accidents dyspeptiques, les troubles de l'accroissement ne peuvent nous échapper s'ils surgissent.

« Cependant il est très rare que nous observions chez les nourrissons qui prennent le sein, à volonté en quelque sorte, des accidents et des retards de la croissance, voire même des stagnations de poids. »

C'est en partant de ces données, d'un contrôle rigoureux, que M. Variot a pu déduire les faits suivants :

1° Les doses de lait ingérées par l'enfant sont essentiellement variables d'une tétée à l'autre ; il y a des écarts d'un quart, d'un tiers, parfois même d'une demie, sans qu'on puisse dire que ces variations obéissent à aucune règle. Lorsqu'une tétée a été trop forte, elle est généralement suivie d'une plus faible ;

2° Les doses de lait ingérées en totalité par 24 heures

font inégales d'un jour à l'autre et peuvent différer de 50 et même 100 grammes ;

3º Le rapport de la dose de lait ingérée par jour comparativement au poids de l'enfant n'est pas de 1/10. L'enfant consomme journellement, pendant les trois premiers mois, une quantité de lait égale environ au sixième de son poids ; pendant le second trimestre, au septième. Vers la trentième semaine, il ne consomme plus guère de lait de femme que le huitième du poids de son corps.

Des dangers de l'alimentation insuffisante (hypo-alimentation de Variot). — L'insuffisance d'alimentation peut être la conséquence d'une sécrétion trop pauvre quantitativement ou qualitativement du lait de la mère ou de la nourrice ; elle est le plus souvent le résultat d'un rationnement sévère de l'allaitement, soit que la mère réduise la durée des tétées, soit qu'elle ne donne systématiquement qu'un sein par tétée.

Cette dernière méthode peut en général convenir pendant les premières semaines en raison de la très petite capacité de l'estomac de l'enfant ; elle devient beaucoup trop sévère passé ce temps et aboutit à une stagnation persistante du poids.

Cet arrêt d'accroissement pondéral est le premier signe de l'insuffisance d'alimentation. L'enfant devient nerveux, agité ; ses plaintes sont incessantes ; la nuit il se réveille en poussant des cris ; il porte les mains à la bouche et semble vouloir ainsi tromper sa faim. La constipation est opiniâtre. Que l'erreur se prolonge, l'enfant perd du poids ; le teint est pâle, le faciès ridé, les chairs molles, mais le regard est vivant, le cri strident. Ensuite surviennent des troubles digestifs et c'est là le point paradoxal de cet état morbide : l'enfant hypoalimenté vomit, il se précipite sur le sein de sa mère, boit avidement ; après quelques minutes il régurgite abondamment un lait non digéré. Les garde-robes sont très défectueuses et peuvent simuler la diarrhée. Pour qui n'est pas averti, vomissements, diarrhée semblent devoir être la conséquence d'une alimentation trop riche ; cette conclusion qui n'a de logique que l'apparence est néfaste, car la mère réduit encore plus la durée des tétées, l'amaigrissement s'exagère de jour en jour, l'enfant de plus en plus criard finit par

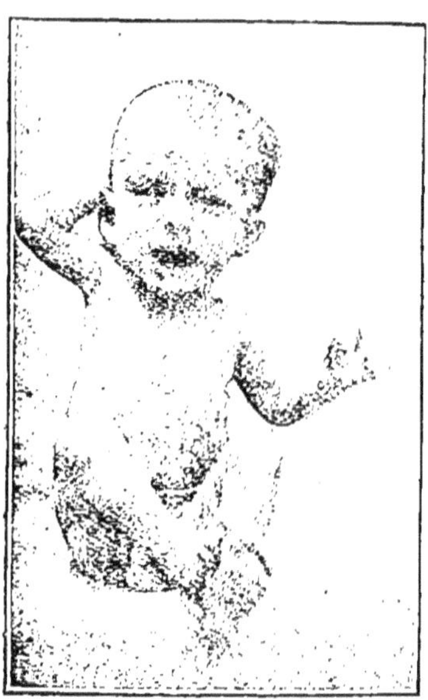

Fig. 13.
L'ENFANT HYPOALIMENTÉ

s'épuiser. Finalement il pèse, au bout de quelques semaines, moins qu'au jour de sa naissance.

Et cependant il suffit de calmer tant soit peu par un eupeptique, tel que le citrate de soude, l'irritabilité factice du bébé et de lui rendre la ration alimentaire qu'exige son âge pour voir les vomissements cesser, l'accroissement en poids reprendre son cours normal. Il a fallu pour cela le laisser téter à volonté. Tout s'apaise. La guérison est là.

Tels sont les méfaits d'une conception doctrinale erronée ; ils peuvent être à la longue lourds de conséquence. Nous avons vu qu'à la stagnation de poids succédait l'amaigrissement, puis l'épuisement de l'enfant ; l'accroissement en taille de l'enfant est également entravé, mais secondairement à celui en poids : la dose de lait absorbée est utilisée pour l'allongement, mais à la longue l'enfant ne grandit plus et c'est ainsi que nous voyons couramment dans nos consultations des enfants au sein, notablement en retard de plusieurs semaines et même de plusieurs mois pour leur âge ; l'enquête nous révèle vite les raisons de cet état morbide.

Des rapports du poids et de la taille dans le premier âge. Importance de la notion de taille dans la fixation de la ration alimentaire. — La notion de poids du nourrisson suffit en général, quand aucun trouble ne vient en entraver son évolution normale, à apprécier le résultat de ses échanges organiques et de l'utilisation de l'aliment ingéré.

Du jour où l'enfant a pâti pendant une période prolongée, elle devient insuffisante à rétablir le cours normal de sa croissance. Son poids est égal ou inférieur à celui qu'il présentait avant d'être malade ; il est donc nécessaire de rattraper le terrain perdu ; une ration basée sur son poids réel sera trop faible. Mais, pendant le cours de la maladie, l'enfant s'est accru en taille ; ce n'est qu'à la longue, si cet état morbide persiste, que ce mode d'accroissement est à son tour entravé. Donnons-lui une alimentation quantitative en rapport avec sa taille, elle sera suffisante et nécessaire pour lui permettre de récupérer les forces perdues et de se développer normalement.

Que nos lectrices veuillent bien se reporter à la table de croissance (page 29) ; que nous dit cette table ? Elle nous montre que, chez un enfant normal, il existe entre le poids et la taille une harmonie que l'on peut considérer comme absolue. Cette harmonie nous révèle la parfaite utilisation de l'aliment nécessaire à la croissance. Que survienne une faute dans le mode de nutrition de l'enfant, l'harmonie est détruite. On se rend compte alors que c'est l'accroissement pondéral qui en subit les premiers effets, tandis que l'accroissement statural n'est entravé qu'à la longue. On peut ainsi, d'après cette notion comparative du poids et de la taille, juger de la durée et de l'intensité du trouble morbide qui ont influencé leur évolution régulière. Quelques exemples permettront de comprendre cette loi de biologie.

L'enfant A.., âgé de 3 mois, pèse 5 kgs 350 et mesure 60 centimètres. Cet enfant présente une harmonie parfaite pondérale et staturale.

L'enfant B..., âgé également de 3 mois, pèse 4 kgs 700 et mesure 60 centimètres. Il a une taille normale pour son âge, mais son poids est celui d'un enfant de 2 mois. Il y a lieu d'admettre qu'un trouble morbide s'est produit qui l'a arrêté dans son développement pondéral. Si nous lui donnons une ration basée sur le poids de 2 mois, il ne pourra pas rattraper les 650 grammes qu'il n'a pas acquis pendant les temps de sa maladie. Il s'amaigrira fatalement à ce régime alimentaire insuffisant. Si au contraire, pour établir notre calcul, nous nous fixons sur la taille qui répond à son âge réel, nous lui donnons une ration qui lui permettra de reprendre du poids et de s'accroître normalement.

L'enfant C..., 6 mois, pèse 4 kgs 700 (poids de 2 mois), mesure 62 centimètres (taille de 4 mois). Nous pouvons conclure que ce nourrisson a gravement pâti et de façon prolongée, car non seulement il a stagné ou perdu en poids, mais encore son accroissement en longueur s'est arrêté. Ici encore le retour à la normale ne sera pas obtenu par une ration fixée d'après le poids, qui serait une ration de famine, mais par une ration basée sur sa taille ; elle sera suffisante, nécessaire et n'exposera pas l'enfant à des troubles de suralimentation.

Inversement l'enfant D..., âgé de 5 mois, pèse 7 kgs 450 (poids de 7 mois) et mesure 63 centimètres (taille normale pour son âge). Il est donc en anticipation de croissance pondérale ; c'est un enfant trop gros pour sa taille ; il y a lieu d'admettre qu'il est trop nourri. L'enquête montrera que ses tétées sont trop copieuses, trop fréquentes ou que le lait est trop riche.

Nous pouvons donc, d'après ces exemples, conclure que la notion de poids ne suffit pas à rendre compte de l'accroissement d'un nourrisson, mais qu'elle doit se compléter de la notion de taille.

Sur quelle règle de calcul fixerons-nous la ration du nourrisson, connaissant le rapport de son poids à sa taille ? MM. Variot et Lassablière ont constaté que chez un enfant normal au sein le nombre de grammes de lait absorbé en moyenne par jour répondait à peu de chose près à celui obtenu en multipliant par 14 dans les 6 premiers mois, par 15 dans les 6 derniers, le nombre de centimètres de taille de l'enfant. Inversement il suffit donc de multiplier le nombre de centimètres de taille par 14 ou 15 pour évaluer environ la dose de lait en grammes que l'enfant doit absorber par jour. Exemple : un bébé de six mois mesurant 64 centimètres absorbera $64 \times 15 = 960$ grammes de lait par 24 heures.

Il reste bien entendu que ce n'est là qu'un mode d'évaluation approximatif, qu'il serait erroné d'appliquer à la lettre, mais qui constitue un moyen de calcul commode dans la pratique. Des circonstances diverses peuvent imposer une diète ou une demi-diète, il serait tout aussi regrettable de se faire l'esclave de ces chiffres qu'il est déplorable de calculer au gramme l'alimentation de l'enfant en partant du principe des 100 grammes par kilogramme du poids de l'enfant.

Le tableau suivant indique les doses approximatives de lait de femme qu'un enfant normal absorbe par 24 heures aux différents âges.

Ces quantités sont proportionnées à la capacité de l'estomac, comme il est possible de le confirmer par l'examen aux rayons X.

1re semaine, 30 à 50 gr.	neuf tétées en 24 heures
2e — 50 gr.	neuf ou huit tétées
3e — 60 gr.	
4e à 8e semaine, 75 à 90 gr.	sept tétées
2e mois, 100 gr.	
3e — 120 gr.	six, puis cinq tétées
4e, 5e 6e mois, 135 à 160 gr.	
7e-12e mois	

Des cas où il peut être nécessaire de diminuer la durée des tétées ou de ne donner qu'un sein. —

1º L'enfant a un accroissement en poids trop rapide, que ne suit pas parallèlement l'accroissement en taille.

Il vomit dans l'intervalle des tétées et à distance de la tétée précédente, rejette du lait partiellement caillé d'odeur désagréable. Les selles, d'abord trop copieuses, deviennent diarrhéiques. L'enfant accuse par ses cris des douleurs violentes. Son sommeil est agité. Les urines tachent les langes d'un dépôt couleur brique. La peau est le siège d'éruptions diverses, de rougeurs accusées surtout au niveau du siège, des cuisses, des jambes, de l'abdomen. Un piqueté rouge est disséminé au cou, à la face.

A l'accroissement excessif du poids succède une brusque déperdition coïncidant avec des désordres digestifs violents.

Il y a lieu d'incriminer soit une sécrétion excessive de lait, ce que révèle la pesée avant et après la tétée, soit d'un abus du nombre des tétées, la mère attribuant à tort à la faim les cris de l'enfant.

2º Une maladie intercurrente, même une indisposition légère peut obliger à diminuer l'alimentation de l'enfant. Ainsi chez un enfant enrhumé, coryza, toux avec fièvre légère, chez un enfant en période de vaccination, en période de dentition, chez un enfant qui, soit par écart de régime ou sous l'influence d'un refroidissement, a des selles trop nombreuses, mal liées et trop abondantes, d'odeur nauséabonde, à plus forte raison chez un enfant qui présente une maladie caractérisée, il y a lieu de rationner l'enfant suivant l'importance de la maladie, au besoin d'assurer une diète absolue. A ce moment, le pouvoir digestif de l'enfant est très diminué; son degré d'alimentation habituelle devient une véritable suralimentation, sans aucun doute très dangereuse. Le médecin prescrira la façon de suppléer à cette diète. En l'attendant, la mère donnera de l'eau bouillie sucrée, de l'eau de riz ou d'orge.

De même quand on reviendra à l'alimentation naturelle, ce sera avec prudence, en observant bien la façon dont la digestion est assurée.

3° Il est des cas où la mère donne le sein à l'enfant dans des conditions normales. La pesée des tétées ne révèle ni un excès ni une insuffisance de sécrétion et cependant l'enfant se développe mal, a une courbe d'accroissement irrégulière et finalement perd du poids.

Dans ces cas, une analyse chimique du lait devient nécessaire. Elle montrera une composition défectueuse malgré une quantité normale. Le genre de vie et le mode d'alimentation de la mère ou nourrice est parfois la seule cause. Le médecin devra trancher la question.

De la tétée. — Il est nécessaire de donner à l'enfant la position la plus aisée pour lui permettre de téter en toute tranquillité.

Pendant les premières semaines, quand la mère garde au lit le repos allongé, on placera l'enfant à son côté, parallèlement, la tête reposant sur son bras demi-fléchi, celui de l'enfant sera ainsi préservé de la pression exercée par le poids de son corps.

Quand la mère sera en état de s'asseoir sur le lit,

elle posera l'enfant en travers sur un oreiller, son bras soulevant le haut du corps.

Enfin quand elle pourra se lever, elle donnera le sein assise sur une chaise basse, un pied sur un tabouret ; elle pourra ainsi allaiter l'enfant sans avoir à se pencher et sans éprouver la moindre fatigue.

Pendant les premiers temps, l'enfant est maladroit, ses lèvres encore inexpertes cherchent à modeler le mamelon ; il y a lieu de l'aider dans ses efforts en exprimant le sein lui-même entre l'index et le médius. On évitera ainsi la durée excessive des tétées, la macération de la peau et par suite les gerçures et les crevasses.

Pendant la saison chaude et de façon générale par une température modérée, l'enfant doit pouvoir téter quand il est dehors sans avoir à rentrer à la maison pour cela.

Après la tétée, on le pose dans le berceau ou la voiture suivant le cas, on évite de le secouer, même de le bercer pour ne pas provoquer de régurgitations. Il s'endort paisiblement, la tête sur le côté.

Premiers jours. — Le premier jour, l'enfant n'absorbe rien ou presque rien ; il y a lieu néanmoins, après quelques heures de repos, de le mettre alternativement aux deux seins pour permettre par les premières succions le modelage du mamelon en vue des tétées suivantes. Cette tentative sera répétée trois ou quatre fois le premier jour. Pour suppléer aux vains efforts du nouveau-né, on lui fera absorber dans le courant de la journée quelques cuillerées à café d'eau bouillie sucrée. Les jeunes mères, très nerveuses et à juste titre ce premier jour, ne devront.

pas s'effrayer des difficultés que l'enfant éprouve à prendre le sein, même de leur refus de prolonger tout effort.

Les 2ᵉ et 3ᵉ jours, la même épreuve sera répétée cinq à six fois par jour et l'alimentation à l'eau sucrée maintenue.

Des douleurs peuvent survenir au niveau des seins pendant ces premières phases de la montée laiteuse ; l'usage du tire-lait, de la téterelle, du succipompe aide à évacuer le colostrum ou premier lait.

Quand la sécrétion lactée proprement dite est établie, c'est-à-dire vers les 4ᵉ et 5ᵉ jours, l'enfant prendra le sein toutes les deux heures le jour, toutes les quatre heures la nuit, soit 9 tétées par 24 heures.

A cette époque précoce, la capacité de l'estomac est très réduite ; aussi, pour une sécrétion normale de lait, un seul sein suffit en général à chaque tétée pour les 3 à 4 premières semaines. Si la montée du lait est lente à s'établir, on complétera les tétées avec l'autre sein. D'une façon générale, quand l'enfant a terminé son repas, une régurgitation de lait non digérée se produit au bout de quelques minutes sans effort, indice de la réplétion de son estomac qui se débarrasse d'un excès de liquide et cherche à établir un équilibre utile à l'action des sucs digestifs ; ce n'est pas un vomissement au sens propre du mot, c'est une régurgitation physiologique.

La déperdition de poids dans les premiers jours qui suivent la naissance est une indication utile pour la fixation de la ration alimentaire. Si la courbe enregistre une perte de plus de 150 grammes ou si la réascension de cette courbe est trop lente à se manifester, on est en droit de suspecter un rationnement trop sévère qui nuit à la montée laiteuse. Il faut, dans ce cas, donner les deux seins à chaque tétée.

Le plus souvent cette déperdition de poids pendant les premiers jours est la conséquence d'une pauvreté qualitative du premier lait, car si l'enfant est confié d'emblée au sein d'une nourrice mercenaire dont la sécrétion lactée est déjà bien établie, cette déperdition manque ou est en tout cas moins accusée.

Au bout de 3 à 4 semaines environ, l'enfant doit, dans la majorité des cas, prendre les deux seins à chaque tétée.

Comment l'hypoalimentation des premiers jours peut compromettre l'allaitement maternel. — Il arrive fréquemment de voir des jeunes mères très désireuses de nourrir leur nouveau-né et qui au bout de peu de temps se croient dans l'impossibilité de subvenir à elles seules à cette alimentation. Cependant tout semblait leur en assurer le moyen. La montée de lait avait été satisfaisante ; aucun incident anormal n'était survenu pendant leur convalescence.

A l'examen les seins sont pourtant volumineux et gonflés, L'enfant tête avec avidité. Mais à peine a-t-il fait quelques efforts de succion, il s'endort, on le stimule, le sommeil le reprend ; la pesée pratiquée à ce moment montre qu'il n'a pris qu'une dose de lait insuffisante : 40, 50 grammes, alors qu'on avait escompté une tétée de 80 ou 100 grammes. La courbe d'accroissement montre la stagnation de poids ou la lenteur à retrouver le poids de naissance. Tantôt l'enfant reste calme, tantôt au contraire il crie désespérément. La mère angoissée, se croyant mauvaise nourrice, recourt au biberon et compromet ainsi son allaitement.

Que s'est-il passé ? L'enquête nous l'apprend. Elle nous révèle que la garde dès la première semaine a rationné l'enfant d'abord en le mettant au sein six fois seulement par jour, ensuite en ne l'y laissant qu'un temps limité.

De ce fait les seins gorgés par la montée du lait ne se vident pas suffisamment, ils deviennent durs et douloureux, un cercle rouge entoure parfois l'aréole du mamelon, la fièvre apparaît dans certains cas. De plus l'expression du sein et la traction du mamelon montrent que sur les 12 ou 15 canaux galactophores, 4 ou 5 seulement donnent issue à un lait très clair; les autres restent imperméables. En réalité les glandes sécrètent abondamment mais c'est l'excrétion qui est entravée. Si on veut sauver cet allaitement et prévenir des accidents douloureux, il faut agir au plus vite. La technique est la suivante : le sein étant remonté et appliqué à plat sur le thorax, on exerce avec les mains posées de chaque côté du mamelon des pressions alternatives qui révèlent la tension du lait comme d'une nappe de liquide sous pression dans une vessie de caoutchouc. Puis on exerce quelques tractions douces sur le mamelon et on le pétrit délicatement entre le pouce et l'index. Reprenant les pressions alternées à plat sur le sein, on voit sourdre des canaux galactophores un lait d'abord clair puis de plus en plus épais et qui, au bout de quelques minutes de cette manœuvre, gicle violemment. D'abord 4 puis 6 puis 8 puis tous les canaux galactophores se vident progressivement. Après un temps plus ou moins prolongé de pressions alternées de la glande et de modelage du mamelon, le sein vidé d'une quantité abondante de lait reprend sa souplesse, cesse d'être douloureux. Nous recommandons en pareil cas cette technique de préférence à la méthode très insuffisante et très pénible de l'aspiration.

En présence de pareils résultats, la jeune mère convaincue reprend espoir, abandonne le secours trop précoce du biberon et retrouve son allaitement normal et nous lui conseillons dans les premiers temps de faire précéder chaque tétée de cette manœuvre préparatoire à la succion de l'enfant, en même temps que nous prescrivons des tétées plus nombreuses et plus complètes jusqu'à assouplissement complet du sein.

Nous ne prétendons pas que tous les insuccès d'allaitement maternel relèvent de cette unique cause, mais nous l'avons assez fréquemment observé dans notre pratique courante pour attirer l'attention des mères et surtout des gardes sur ce point.

XII

LA NOURRICE MERCENAIRE

CHOIX DE LA NOURRICE.
CONSEILS AUX MÈRES.

LA NOURRICE MERCENAIRE

Si nous laissons de côté le point de vue moral, il n'est pas douteux qu'un nourrisson mis au sein d'une nourrice répondant à tous les desiderata, se trouve dans des conditions d'alimentation à peu près aussi satisfaisantes qu'un nourrisson allaité par sa mère.

Étant donné que, dans certaines circonstances (débilité, état grave de l'enfant), il peut être nécessaire de recourir à une nourrice, il n'est pas superflu de savoir ce qu'on est en droit d'exiger d'elle et réciproquement de savoir à quelles obligations on est tenu vis-à-vis d'elle.

La nourrice mercenaire est le plus souvent une femme de la campagne, brusquement transplantée en ville dans une maison bourgeoise. Le milieu social n'est plus le même ; hier, à la tête de son foyer, passant tout le jour à l'air pur des champs, aujourd'hui femme salariée, soumise à des heures fixes de sortie pendant lesquelles elle respire l'air médiocre des rues, elle est exposée à être troublée dans son état moral, sa santé physique, autant de facteurs d'amoindrissement de sa valeur nourricière.

Et que savons-nous de la santé des nourrices ? Est-ce un examen médical, si complet soit-il, qui nous affirmera sa résistance aux fatigues de la vie nouvelle ? Déjà le médecin n'est guère aidé dans sa tâche par cette femme ignorante ou volontairement muette sur les maladies qu'elle a pu présenter antérieurement, apparemment éteintes aujourd'hui et que nos meilleurs procédés d'investigation ne sont pas toujours en état de révéler. Les fatigues de l'allaitement dans des conditions nouvelles d'existence ne vont-elles pas réveiller une lésion anciennement endormie ?

Choix de la nourrice. — Le médecin est seul désigné pour procéder au choix d'une nourrice. La sage-femme n'a pas la compétence voulue pour donner une opinion autorisée.

La nourrice sera prise soit dans un bureau, soit à la campagne. Dans ce dernier cas, il y a lieu de s'entourer de tous les renseignements nécessaires touchant sa moralité, son caractère, son état de santé antérieur. Un certificat du maire attestera l'honorabilité de cette femme, la libre décision du mari de se séparer d'elle ; il renseignera sur le nombre d'enfants nés antérieurement, nous dira enfin si la loi Roussel concernant la protection de son dernier bébé est strictement respectée. On s'informera sur la santé des autres enfants, s'il y a eu mort, sur la cause du décès : est-il le fait d'une maladie aiguë ou relèverait-il d'une hygiène défectueuse ou d'une insuffisance de soins ?

Le médecin devra enfin savoir si la nourrice est sujette aux bronchites fréquentes, comment s'est passée la dernière grossesse, la montée du lait, etc...

Un examen très détaillé de son nourrisson complétera cette investigation.

Nous ne nous arrêterons pas à la question du pays d'origine ; s'il est habituel de croire qu'il vaut mieux chercher une nourrice dans tel ou tel pays, parce que l'industrie nourricière y est plus répandue, ne lui faisons pas un grief de ne pas en être. Elle aura même l'avantage d'avoir moins couru le risque d'être mal conseillée par des professionnelles de l'allaitement.

Toutes les autres questions rentrent dans le domaine purement médical ; nous n'avons pas à nous y attarder ici : examen des seins, nécessité pour un examen complet de dévêtir les femmes jusqu'à la ceinture, au besoin analyse chimique du lait.

Conseils aux mères. — Il ne paraîtra pas superflu aux mères que nous leur donnions quelques conseils tenant à leur attitude vis-à-vis de la nourrice du jour où elle prend place au foyer.

Il ne faut pas oublier que la nourrice a quitté mari, enfants, son dernier né à peine élevé, ses parents âgés, qu'elle est soumise à une vie toute nouvelle, obligée d'obéir à des maîtres qu'elle ne connaissait pas la veille, enfin qu'elle assume la lourde responsabilité de la santé d'un petit être qui boira le lait que la nature réservait à son enfant. En échange de tout cela, elle recevra un salaire destiné entièrement au foyer qu'elle a quitté.

Que nos lectrices se recueillent quelques instants et se demandent quel serait leur état d'âme si, une catastrophe survenant dans leur foyer, elles devaient, pour gagner leur pain, aller vendre leur lait à l'enfant de personnes étrangères. N'éprouveraient-elles pas à cette idée un sentiment d'intime révolte ?

C'est dire par là même toute la douceur et toute la sympathie que doivent espérer ces malheureuses femmes.

La nourrice devra sentir la confiance des parents ; elle ne fera que mieux pour la mériter et la conserver. C'est la seule façon de créer ce lien étroit nécessaire au bien-être de l'enfant, de la nourrice, à la quiétude des mères.

Une observation sera donc faite sans rudesse ; aidée du médecin, la mère saura triompher d'une routine souvent aveugle et non sans danger. Les conditions de couchage, de toilette seront soigneusement observées.

Les sorties quotidiennes sont nécessaires tant au physique qu'au moral de la nourrice. Les jours où l'enfant ne pourra sortir, la mère devra rester auprès de lui le temps nécessaire à la promenade de la nourrice.

L'enfant ne sera sorti la nuit de son berceau que pour la durée de la tétée, pendant les premières semaines, mais ne devra pas séjourner dans le lit de sa nourrice. Il faudra éviter des gâteries inutiles, sinon les bébés deviendront des petits maîtres exigeants, difficiles à nourrir, à garder, à faire obéir.

Quant au régime alimentaire, il se bornera à ne pas s'écarter du régime habituel. Il suffira de proscrire certains aliments, les mêmes que nous avons interdits aux jeunes mères. Mais vouloir bouleverser complètement les habitudes de cette femme serait l'exposer à des troubles dyspeptiques, dont l'enfant souffrirait à son tour.

XIII

ALLAITEMENT ARTIFICIEL

INDICATIONS.
LAIT DE VACHE. — COMPOSITION. — DIGESTION.
VARIATIONS DE COMPOSITION.
ALIMENTATION DE LA VACHE. — HYGIÈNE
DE L'ÉTABLE.
CONSERVATION DU LAIT. — MICROBES DU LAIT.
TRAITE ASEPTIQUE.
CONSERVATION PAR LE FROID.
CONSERVATION PAR LA CHALEUR :
PASTEURISATION.

ALLAITEMENT ARTIFICIEL

On désigne sous ce nom l'allaitement pratiqué exclusivement avec du lait animal.

Avant de formuler la technique de ce mode d'alimentation, nous préciserons les circonstances qui imposent à l'enfant une première nourriture autre que celle prévue par les lois naturelles.

Indications de l'allaitement artificiel. — L'allaitement artificiel ne doit être admis que si l'état de santé de la mère rend l'allaitement naturel impossible, si l'enfant ne présente pas les stigmates de la débilité de naissance qui imposent le choix d'une nourrice, si enfin la situation sociale de la mère ne lui permet pas de se consacrer entièrement aux soins de son enfant.

Dans les autres cas, nous préférons sans aucun doute, au simple point de vue physiologique, l'allaitement par une nourrice mercenaire à l'allaitement artificiel, mais nous ne pouvons en conscience le recommander qu'en toute certitude que la loi Roussel sera scrupuleusement observée et mettra ainsi l'enfant de la nourrice à l'abri de toute souffrance venant de la suppression du sein maternel.

Le lait de vache. — C'est à juste titre le lait le plus utilisé dans la pratique en raison de ses qualités, de son prix, de son commerce.

Composition. — Le tableau suivant rend compte de la composition moyenne d'un litre de lait de vache.

```
Densité...................................  1,031
Extrait...................................    135
Beurre ...................................   40 gr.
Caséine...................................   36 gr.
Lactose...................................   54 gr.
Sels......................................    7 gr.
```

On peut se rendre compte par comparaison avec le tableau de composition du lait de femme que légèrement plus riche en beurre, il contient surtout beaucoup plus de caséine et de sels et par contre est beaucoup plus pauvre en sucre ; il se déduit de ces constatations que son adaptation à l'allaitement du nourrisson exigera, au moins pendant les premiers mois, des conditions de coupage et de sucrage qui le rapprocheront du lait de femme, aliment idéal.

Abandonnés au repos, les éléments du lait de vache se superposent suivant leur densité en trois couches : une couche supérieure, la crème, qui contient la plus grande partie du beurre, une couche moyenne qui contient la caséine, le sucre, les sels, une inférieure, appréciable surtout par la centrifugation, se compose de phosphates de chaux. Ce dernier corps est en quantité de 3 à 4 grammes par litre ; il représente la meilleure forme de phosphates à prescrire aux enfants parce que la plus assimilable.

La réaction chimique du lait est neutre quand il

est frais, mais à la longue et dans un temps variant
avec l'état atmosphérique, il aigrit ; cette modification tient à la formation d'acides de fermentation
et principalement d'acide lactique.

Digestion. — Quand il arrive dans l'estomac, le
lait se coagule au contact du suc gastrique sous forme
de blocs épais, compacts ; ce mode de coagulation
différencie le lait de vache du lait de femme qui se
transforme en petits grumeaux fins, pulvérulents,
beaucoup plus facilement attaquables par les sucs
digestifs. Cette opposition entre les modes de coagulation est un des principaux griefs contre l'allaitement au lait de vache ; nous verrons plus loin
comment l'industrie moderne est arrivée à atténuer
la différence entre ces deux types opposés de réaction
chimique.

Variations de composition. — La composition du
lait de vache est assez variable ; elle diffère tout
d'abord suivant la race ; le choix de la vache laitière
a donc son importance.

Ce choix sera basé également sur l'âge de l'animal,
sur le nombre de vélages, sur son alimentation.

Si ces diverses notions peuvent paraître au premier abord inutiles à répandre parmi les mères qui
habitent les villes, elles ne seront pas indifférentes
à celles de la campagne et montreront combien
doivent être scrupuleusement observées certaines
règles qui permettent le commerce du lait destiné
à l'alimentation de l'enfant.

L'influence de la race s'exerce principalement sur
l'abondance du lait sécrété et surtout sur sa teneur

en beurre. On peut en juger par le tableau suivant :

	Matières grasses	Lactose	Matières azotées	Abond. du lait.
V. hollandaises	3,65	4,74	3	22-24 litres
V. suisses	3,45	4,74	3,78	15-16 —
V. normandes	4	4,48	3,82	12-14 —

Le lait émis dans le temps qui suit la période de mise bas comme celui de 'a période de gestation est de médiocre valeur.

L'heure et le nombre des traites influent sur la composition : celle de la traite du matin est moins riche en beurre si l'animal est trait deux fois par jour ; s'il y a trois traites, celle de midi est la plus riche. Dans une même traite, il y a des différences notables, le lait est plus clair au début, plus épais à la fin.

Le meilleur lait est fourni par des bêtes de 5 à 6 ans, qui ont mis bas une ou deux fois.

Alimentation de la vache. — Mais c'est surtout de l'alimentation de l'animal que dépend la valeur nutritive de son lait : on recommande surtout le foin sec, les farines de maïs, d'orge, d'avoine, le son de blé, de seigle, la menue paille. Les auteurs varient et préfèrent les uns une alimentation riche, les autres une alimentation fraîche : luzerne, fourrage vert en été et, en hiver, pommes de terre, betterave. Mais il faut surtout éviter de recourir abusivement à certaines substances qui sans doute favorisent la sécrétion lactée chez l'animal, mais sont parfois très nocives à l'enfant et donnent lieu à des érup-

tions du type eczéma, à des intoxications digestives, etc... Ces substances sont les drèches (résidu
de l'orge qui a servi à faire la bière), les tourteaux
(résidu de graines, de fruits, dont le suc a été ex-
primé).

Non moins essentielle est la question de la santé
de la vache laitière. Le nombre de ces animaux
atteints de tuberculose est considérable. Or les
recherches des vétérinaires de l'école moderne ont
montré que la contamination par la voie digestive
est un des modes d'infection tuberculeuse les plus
redoutables pour les enfants du premier âge. Un
contrôle rigoureux doit donc être établi. Toute
vache reconnue atteinte de lésion tuberculeuse,
soit par l'épreuve de la tuberculine, soit par les
autres procédés d'investigation en usage dans l'art
vétérinaire, doit être strictement interdite comme
vache laitière.

Hygiène de l'étable. — L'hygiène de l'étable doit
également être surveillée de très près. Elle porte
non seulement sur les locaux (cubage d'air, éclairage,
ventilation, nettoyage des litières, etc...), sur les animaux, mais également sur le personnel chargé de la
traite et sur le matériel utilisé pour recueillir le lait.

De merveilleux progrès ont été accomplis sur ce
point grâce à l'industrie moderne et ont permis la
mise en pratique de la traite aseptique ; malheureusement le prix du lait subit de ce fait une hausse
notable qui n'en rend l'utilisation possible que dans
les classes privilégiées. Il n'en reste pas moins vrai
qu'on est en droit, sans en venir à des méthodes aussi
coûteuses, d'exiger de ceux qui vivent du commerce

du lait certains soins d'hygiène faciles à assurer.

Une preuve évidente de l'importance de ces notions est fournie par la différence du nombre des bactéries en suspension dans le lait ainsi que de leur rapidité de colonisation suivant que ces règles ont été ou non observées.

Conservation du lait. — L'industrie a cherché à résoudre le problème de la préservation du lait contre l'envahissement par les bactéries et de la conservation pendant les heures qui séparent le moment de la traite de celui de la vente. Parmi ces méthodes, certaines sont dangereuses et rigoureusement interdites par des règlements de législation.

Microbes du lait. — Le lait s'altère très rapidement ; la cause en est aux multiples circonstances qui exposent à l'envahissement microbien ; des millions de bactéries vivent à la surface des canaux excréteurs de la glande mammaire de l'animal, sur les mains des trayeurs, sur les parois des récipients destinés à recueillir le lait. Abandonné pendant quelques heures dans des locaux insalubres, insuffisamment aérés, de température élevée, il est ainsi fort mal protégé contre les contaminations extérieures. Le tableau ci-dessous, emprunté à Miquel, permet d'apprécier la rapidité de pullulation.

Après 2 heures de traite	9.000 bactéries par c°
— 3 — — —	21.750 — —
— 4 — — —	36.250 — —
— 9 — — —	60.000 — —
— 11 — — —	120 .000 — —
— 27 — — —	5.600.000 — —

L'influence de la température est au premier rang parmi les causes de plus grande rapidité de colonisation microbienne.

Dans un lait examiné 15 heures après la traite, Miquel trouve :

par cent. cube, 100.000 bactéries si le lait a été maintenu à 15° ;

par cent. cube, 72.000.000 bactéries si le lait a été maintenu à 25° ;

par cent. cube, 165.000.000 bactéries si le lait a été maintenu à 35°.

Ces microbes sont de deux sortes : les uns, dits saprophytes, exercent sur les éléments constituants du lait une action fermentative ou putréfiante ; les autres, dits pathogènes, sont les microbes déterminants de maladies diverses et qui trouvent dans le lait un véhicule de contagion.

L'action microbienne s'exerce principalement sur le sucre du lait et donne naissance à l'acide lactique (fermentation lactique) qui, dès l'heure où il a atteint une proportion suffisante (7 à 8 p. 1.000), provoque la coagulation.

L'odeur rance de certains laits est due à l'action de certaines variétés microbiennes sur le beurre, mais cette fermentation butyrique ne se manifeste qu'à une période répondant à l'arrêt prochain de la fermentation lactique.

Beaucoup plus dangereux que les précédents, car ils n'altèrent ni le goût, ni l'odeur, ni les caractères extérieurs du lait, les microbes pathogènes trouvent dans ce milieu un excellent terrain de colonisation ; à cette classe appartiennent le streptocoque, le staphylocoque, le bacille de la tuberculose, celui de la fièvre typhoïde, de la fièvre aphteuse, le vibrion cholérique.

Étant donnés d'aussi redoutables ennemis, quelle barrière va-t-on pouvoir opposer à leur envahissement ? Nous allons envisager les différents modes de préservation du lait.

La traite aseptique est théoriquement le procédé de choix, puisqu'il a pour but d'éviter toute contamination possible du lait depuis son issue hors des pis de la vache jusqu'à sa répartition dans les récipients. On a imaginé de fort ingénieux appareillages, d'ailleurs très compliqués. On a même cherché à puiser le lait dans l'intérieur des canaux excréteurs des glandes mammaires ; ces derniers efforts n'ont pas été couronnés de succès ; on provoquait l'infection, les résultats étaient mauvais ; on s'est alors borné à l'emploi des tubes trayeurs qui agissent extérieurement sur le pis de l'animal.

Nous avons déjà insisté sur les seuls inconvénients de ces procédés industriels qui se traduisent par le prix de revient élevé du lait pour les familles non privilégiées.

On a cherché la substance chimique qui, additionnée au lait, s'opposerait à la pullulation microbienne sans altérer sa composition. Qu'il s'agisse des alcalins, des acides, du formol ou de l'eau oxygénée, tous ces corps chimiques sont dangereux à des degrés divers pour l'organisme et doivent être rigoureusement proscrits.

La conservation par le froid est une méthode facile, non coûteuse et d'une efficacité très satisfaisante.

En plaçant les récipients remplis de lait dans une pièce à température basse ou dans l'eau courante froide, ou dans la glace, on atténue notablement l'activité de colonisation. Il suffit d'une température inférieure à 12° pour assurer cette action frénatrice.

Dans certains pays, la Suède, le Danemark, où l'industrie laitière est une des principales richesses, la congélation du lait est très en cours et permet le commerce avec les pays étrangers. Le lait soumis d'abord à la pasteurisation (+ 60°) est porté ensuite à une température de — 10°, après quoi les blocs de lait ainsi congelés sont disposés dans des barils bien étanches, de volume double de celui des blocs ; l'espace vide est rempli de lait stérilisé. La conservation peut, par cette méthode, atteindre vingt jours. On peut, par contre, lui adresser le même reproche qu'à la traite aseptique, d'élever le prix de la vente du lait.

Conservation par la chaleur. — Pasteurisation. — Dans la pratique courante, c'est encore la chaleur qui reste l'organe le meilleur de conservation et de stérilisation du lait.

La température nécessaire à la destruction des microbes varie avec leurs espèces. En chauffant le lait à 75 ou 80° pendant 20 à 30 minutes on détruit les ferments lactiques et les microbes pathogènes du lait, mais pas leurs spores ; les ferments de la caséine ne sont pas atteints. C'est le procédé dit de la « pasteurisation ». Il exige un appareillage compliqué ; mais la difficulté principale est de maintenir à la température de 75-80° pendant une demi-heure une quantité abondante de lait ; il faut de plus refroidir brusquement, car si la baisse de température se fait progressivement, quand elle atteint les environs de 40° bien des germes qui ont échappé à la destruction trouvent alors des conditions favorables de développement. Enfin la destruction des germes paraît incomplète et les fermentations sont encore possibles ; on a vu ainsi des enfants s'accroître de façon satisfaisante pendant la saison froide, mais ne pas échapper aux diarrhées estivales.

La pasteurisation ne constitue pas une méthode suffisante de conservation du lait ; elle sera par contre très utile pour faciliter sans crainte d'altération son adduction dans les villes.

Il faut, pour avoir toute certitude, recourir à la stérilisation proprement dite.

XIV

ALLAITEMENT ARTIFICIEL

(Suite.)

STÉRILISATION. — STÉRILISATION INDUSTRIELLE.
STÉRILISATION A DOMICILE.
ÉBULLITION. — STÉRILISATION
PAR CHAUFFAGE AU BAIN-MARIE A 100°.
LE BIBERON. — LA TÉTINE.
DES AVANTAGES DU LAIT STÉRILISÉ.
CE QU'IL FAUT PENSER DES REPROCHES QU'ON
LUI A ADRESSÉS.
LAIT HOMOGÉNÉISÉ ET SURCHAUFFÉ.

ALLAITEMENT ARTIFICIEL
(Suite.)

Stérilisation du lait. — La stérilisation du lait par la chaleur élevée constitue le seul moyen scientifique et pratique de détruire les microbes saprophytes et pathogènes. La température d'ébullition répond environ à 96° ; pour la dépasser, avec une pression atmosphérique normale, c'est-à-dire à l'air libre, il faut enlever la pellicule de caséine et de graisse qui se forme à la surface. Encore ce procédé ne détermine-t-il la mort que d'une partie des bactéries, certaines d'entre elles, principalement celles munies de spores, résistent à la température de 100° et peuvent, pendant le refroidissement, retrouver leur pouvoir de colonisation.

Stérilisation industrielle. — L'industrie moderne a cherché à obtenir par l'élévation de la pression atmosphérique, en milieu clos, une élévation suffisante de la température pour déterminer une stérilisation absolue sans altérer la valeur alibile du lait.

On utilise pour cela de grands autoclaves ; les

bouteilles sont elles-mêmes débarrassées de tous germes par le passage au four Pasteur, le bouchage au liège et à la paraffine les préserve de toute contamination extérieure.

Nous n'aborderons pas ici l'étude des multiples procédés industriels dans leurs détails et nous nous bornerons à indiquer les caractères acquis par le lait sous l'influence de la surchauffe à 108°.

Son aspect extérieur déplaît parfois au premier abord ; en effet il a perdu sa blancheur opaline habituelle pour prendre une coloration légèrement jaune ; il serait très regrettable que les mères le rejettent pour cela ; il semble que ce changement de coloration du lait soit dû à un commencement de caramélisation du sucre sous l'influence de la cuisson.

A la surface du lait stérilisé industriellement, on note souvent la présence d'une couche épaisse, plus jaune que le reste du lait et riche en grumeaux ; ces grumeaux sont composés de beurre et d'un peu de caséine, mais leur consistance est minime, comme le prouve leur pouvoir de passer à travers les trous fins de la tétine ; ils possèdent enfin des qualités de digestibilité qui ne doivent pas faire redouter leur présence dans le lait stérilisé. Dans les cas où l'état digestif de l'enfant exigerait un lait de richesse moyenne, on peut facilement séparer le beurre en excès.

Un des autres avantages de la stérilisation réside dans la modification de la caséine du lait de vache sous l'influence de la surchauffe ; il est en effet démontré qu'elle subit de ce fait un commencement de digestion *in vitro* qui la rend beaucoup plus assimilable. Il est aisé de s'en rendre compte expérimentalement. Si on fait agir sur le lait stérilisé un acide ou de la présure, phénomène comparable à ce qui se passe dans l'estomac, la coagulation, au lieu de se faire en blocs volumineux comme avec le lait cru, est au contraire fragmentée en petits grumeaux. On comprend alors que le lait stérilisé, mis en présence des sucs digestifs, soit plus facilement attaquable par ces derniers et possède des qualités de digestibilité supérieures à celles du lait cru

Enfin le lait qui a subi la cuisson industrielle, dans des bouteilles hermétiquement closes, se conserve très longtemps sans qu'on ait à redouter son altération. On peut ainsi se faire envoyer à l'avance des caisses de plusieurs bouteilles de lait stérilisé, les emporter en voyage ; on évitera ainsi les ennuis d'un changement de lait du fait d'un changement de résidence.

Stérilisation à domicile. — Si on a des certitudes suffisantes sur la valeur du lait utilisé pour l'allaitement du nourrisson, bonnes qualités de la vache laitière, propreté de la traite, rapidité de l'adduction à la ville, il n'est pas absolument nécessaire, du moins en dehors de la période estivale, de recourir au lait stérilisé par surchauffe à l'autoclave ; la simple ébullition ou mieux l'emploi de petits stérilisateurs courants suffira à mettre l'enfant à l'abri des intoxications microbiennes. Encore faut-il observer rigoureusement certaines règles.

Ébullition. — Le lait doit être soumis à l'ébullition dès qu'il est apporté à domicile, cette ébullition doit durer 5 à 10 minutes environ ; dès que le liquide commence à mousser, on brise la pellicule superficielle, sinon la température ne dépasse pas 96°. Aussitôt l'opération terminée, il est de toute nécessité de mettre le lait à l'abri de toute souillure extérieure ou de toute colonisation des germes qui auraient pu échapper à la destruction ; on le conservera soigneusement dans une salle non chauffée, exposée au nord, loin de la cuisine, du garde-manger, des water-closet. Un couvercle, le plus hermétique possible, le préservera des mouches, des poussières.

Nous recommandons même, dès que le lait a bouilli, de le répartir dans les biberons en nombre prévu pour les besoins du jour et soigneusement nettoyés (voir chapitre : le biberon). Le sucrage et le coupage seront pratiqués séance tenante ; les biberons seront munis de leur tétine, puis placés dans un petit panier à casier ; on placera le tout dans un récipient d'eau froide fermé par son couvercle. Pendant la saison chaude et mieux même, de tout temps, l'emploi de la glacière est très utile ; nous ne saurions assez le recommander.

Il suffira ainsi à chaque tétée de faire chauffer un biberon au bain-marie, sans avoir à recommencer chaque fois la préparation du repas de l'enfant.

Stérilisation par chauffage au bain-marie à 100°. — Dans le cas où on ne peut répondre de façon absolue des qualités d'asepsie du lait utilisé pour l'allaitement du bébé, il est préférable de recourir à une méthode très pratique de stérilisation plus rigoureuse que la simple ébullition à l'air libre et ne présentant pas le même inconvénient qui réduit, si l'ébullition est prolongée, la richesse du lait en eau et en caséine.

Par la chauffe au bain-marie, en milieu clos, à 100°, on arrive à maintenir pendant un temps suffisamment prolongé cette haute température, sans altérer ni les qualités physiques ni les qualités chimiques du lait.

Soxhlet a proposé un système très ingénieux que l'industrie moderne a perfectionné et dont l'emploi est courant dans nos pays depuis les travaux de Budin et de ses élèves.

L'appareil se compose ainsi qu'il suit :

1° Une marmite en métal à fermeture hermétique ;

2° Un porte-bouteilles pouvant contenir un nombre variable de flacons.

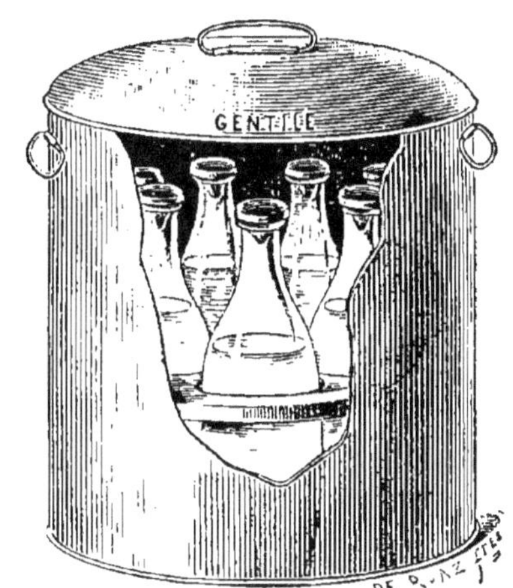

Fig. 14.
STÉRILISATEUR GENTILE.

3° Des flacons gradués, en verre éprouvé, pouvant servir de biberons ;

4° Des obturateurs en caoutchouc de forme variable ; les uns sont des bouchons en forme de disques munis à leur face inférieure d'un cône de caoutchouc destiné à s'enfoncer dans le goulot de la bouteille et maintenu en place par un petit cylindre métallique ; les autres sont de simples capuchons de caoutchouc percés d'une petite ouverture latérale.

Maniement de l'appareil. — Les flacons ayant été soigneusement nettoyés par passage à l'eau bouillante, on verse dans chacun d'eux la quantité de lait voulu pour une tétée, on les munit de l'obturateur, on les place dans le panier métallique, puis celui-ci dans la marmite remplie d'eau froide jusqu'à un niveau répondant à celui du lait dans la bouteille. On ferme le couvercle. On place la marmite sur le fourneau. Quand l'eau commence à bouillir, on note l'heure et on compte 40 minutes d'ébullition. Au bout de ce temps, on retire la marmite, on la découvre et, sans toucher aux obturateurs, on enlève le porte-bouteilles. On laisse refroidir.

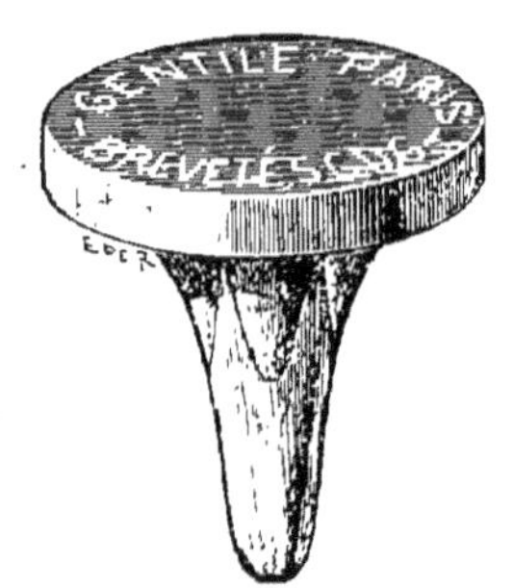

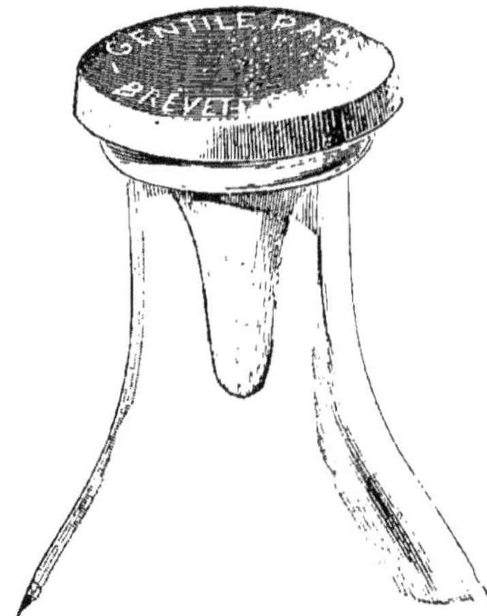

Fig. 15. — L'OBTURATEUR AVANT L'ÉBULLITION.

Sous l'influence de la chaleur, les gaz s'échappent de chaque flacon en soulevant l'obturateur ; sous l'influence du refroidissement, la vapeur du lait qui a chassé les gaz pendant l'ébullition se condense et produit le vide et le vide par la dépression de l'obturateur. « L'examen des flacons, dit M. Budin, permet d'avoir des preuves que le vide existe et que la stérilisation par conséquent a été faite. Ces preuves sont : 1º l'adhérence du disque sur le goulot de la bouteille ; 2º la dépression centrale de l'obturateur ; 3º l'expérience du marteau d'eau. Pour faire cette dernière, on renverse la bouteille qu'on doit tenir dans la main gauche, pendant qu'avec le bord cubital de la main droite on frappe d'un coup brusque sur le fond ; le liquide se déplace en masse et vient heurter la paroi en produisant un claquement sec. »

Après cette opération de contrôle, on place le panier à bouteilles dans un lieu frais, de préférence dans une glacière.

Quand vient l'heure de la tétée, on fait tiédir au bain-marie un des flacons,

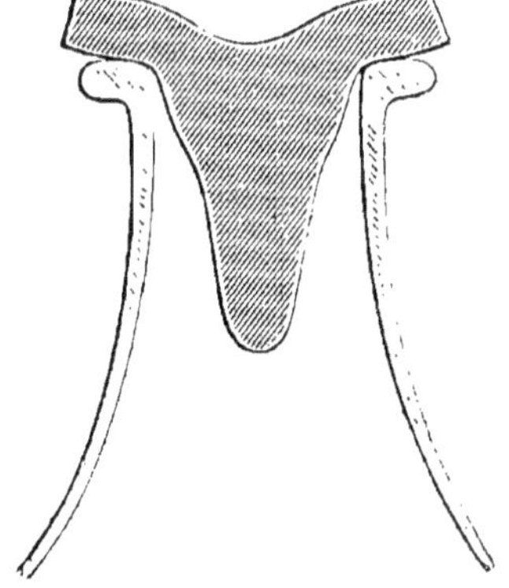

Fig. 16.

on soulève le bord de l'obturateur, un sifflement indique la pénétration de l'air, on applique la tétine sur le goulot.

Le sucrage a été fait suivant les préférences avant ou après la stérilisation.

Le biberon. — L'usage du biberon s'impose pendant les **six** ou sept premiers mois de l'allaitement artificiel ; celui du gobelet est incompatible avec la maladresse bien naturelle du nourrisson. De plus la succion de la tétine se rapproche de celle du mamelon ; elle stimule les contractions de l'estomac et de l'intestin.

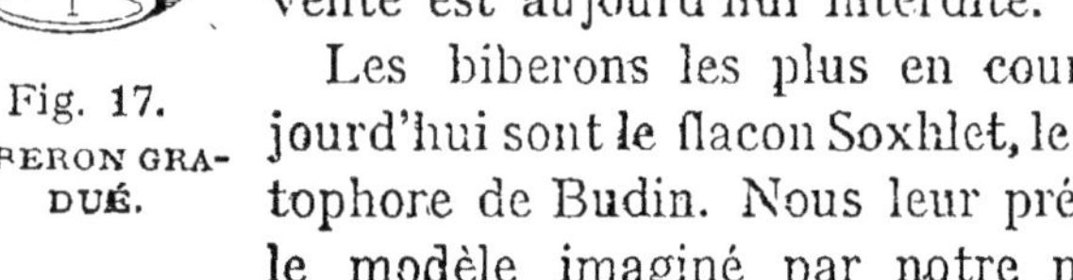

Fig. 17.
BIBERON GRA-
DUÉ.

On a recours aujourd'hui à des types divers de biberons. Les meilleurs sont ceux dont le nettoyage est le plus facile à assurer. On a donc renoncé à l'emploi des anciens modèles et surtout à celui du biberon à tube dont l'asepsie était difficilement obtenue et dont la vente est aujourd'hui interdite.

Les biberons les plus en cours aujourd'hui sont le flacon Soxhlet, le galactophore de Budin. Nous leur préférons le modèle imaginé par notre maître, M. Variot, modèle très pratique parce qu'il porte inscrite sur le verre une graduation basée sur l'âge et la capacité de l'estomac, ainsi que le nombre des tétées par jour et les proportions du coupage.

La tétine. — Il faut utiliser de préférence la tétine en caoutchouc, à la fois souple et résistant, pouvant se retourner aisément et permettre ainsi le nettoyage.

Il faut apporter beaucoup de prudence dans le choix des tétines ; la prohibition de certaines d'entre elles a suscité un projet de loi présenté par M. Doizy à la Chambre des députés.

Dans un rapport à l'Académie de médecine, M. Lutz expose que les tétines actuellement employées peuvent être classées en trois catégories :

« Les unes sont en caoutchouc pur vulcanisé à chaud au bain de soufre ; ce sont les meilleures.

« D'autres sont en caoutchouc pur dissous dans de la benzine commerciale et dont on enduit des moules

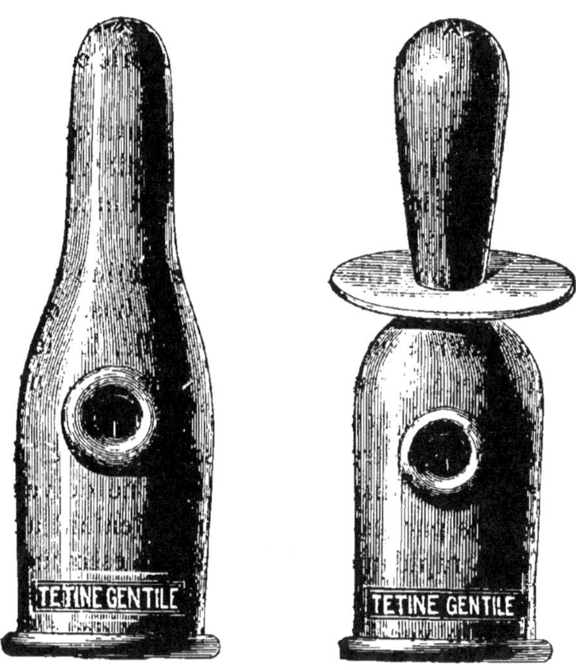

Fig. 18. — TÉTINES.

en buis ; puis elles sont vulcanisées à froid au chlorure de soufre.

« Les autres enfin sont en caoutchouc additionné de factice et de charges diverses et vulcanisé à froid au chlorure de soufre.

« Tous les caoutchoucs contenant du factice et vulcanisés au chlorure de soufre mettent en liberté,

9.

quand on fait bouillir les tétines dans de l'eau pour les stériliser, de l'acide chlorhydrique. De plus cet acide agit sur le vermillon employé dans la coloration des tétines ; il y a solubilisation d'une partie du sel de mercure, qui devient soluble dans l'eau et les corps gras du lait, d'où danger d'intoxication. Enfin les tétines de la deuxième catégorie contiennent encore des traces de benzine. »

De toutes ces considérations, M. Lutz conclut que les tétines de la première catégorie, dites en feuilles anglaises, sont les seules qui répondent aux nécessités d'une bonne hygiène.

Le nourrisson utilise fort bien la tétine en caoutchouc. La langue appliquée par sa base contre le voile du palais s'enroule autour d'elle, les lèvres se ferment hermétiquement ; par le vide ainsi produit, le lait est énergiquement aspiré.

La tétine doit être percée à son extrémité d'un à deux trous très fins, mais ces trous ne doivent pas être agrandis par les mamans, sinon l'enfant absorbe le lait trop rapidement, distend son estomac et se trouve par la suite exposé à des désordres dyspeptiques. — On vend dans le commerce des tétines à soupape ; si leur emploi peut être utile dans l'allaitement des premières semaines, chez des enfants affaiblis, parce qu'elles facilitent l'écoulement du lait, elles ont l'inconvénient d'être plus difficiles à nettoyer et deviennent inutiles chez l'enfant plus grand. Un simple orifice creusé sur le côté remplacera avantageusement la soupape.

Quand on donne le biberon à l'enfant, il faut veiller à ce que l'inclinaison soit suffisante, sinon l'enfant absorbe de l'air ou fait des efforts à vide, qui peuvent par la suite occasionner des régurgitations.

Toilette du biberon et de la tétine. — On apportera beaucoup de soin au nettoyage du biberon et de la tétine.

Avant leur utilisation pour chaque tétée, on doit les laver soigneusement à l'eau courante et les faire bouillir ensuite. Un lavage méthodique après la tétée évitera la fermentation des fragments de graisse et de caséine qui pourraient s'accumuler dans les coins et les souiller.

Quand on n'a qu'une tétine à sa disposition, elle sera après lavage conservée dans un verre contenant en suspension de l'eau bouillie où l'on fera dissoudre une pincée de borate de soude.

Nous ne saurions assez insister sur la nécessité de ces soins minutieux. Que de fois nous voyons dans les consultations les femmes sortir les biberons de leur poche de tablier, les tétines encore humectées de la tétée précédente, souillées de miettes de pain ou de brindilles d'étoffe quand ce n'est pas de tabac à priser ; déplorable négligence, funeste aux enfants et bien triste à constater quand on prêche les règles de la stérilisation qui doivent rapprocher l'allaitement artificiel de l'allaitement maternel.

Des avantages du lait stérilisé. Ce qu'il faut penser des reproches qu'on lui a adressés. — Nous rappellerons brièvement les avantages du lait stérilisé qui en font une nécessité dans l'alimentation artificielle.

La stérilisation détruit les germes saprophytes qui altèrent sa composition chimique, troublent sa digestibilité, engendrent les désordres gastro-intestinaux et principalement les diarrhées estivales. Elle détruit également les germes pathogènes, notamment celui de la tuberculose qui, véhiculé par le lait, est transmissible au nourrisson. Elle assure un commencement de digestion chimique et rend cet aliment plus facilement assimilable. Elle permet, si les autres règles de ration sont observées, d'assurer un allaitement qui, loin de valoir l'allaitement maternel, permet un bon accroissement aux enfants privés par les circonstances inéluctables du sein de leur mère.

On a reproché à la stérilisation de faire du lait animal un lait mort en détruisant ses ferments et d'engendrer ainsi la constipation, l'anémie, le rachitisme. Présentés de la sorte, ces griefs ne sont pas légitimes ; sans doute sa digestibilité n'est pas aussi parfaite que celle du lait de femme, elle est en tout cas supérieure à celle du lait cru, et les défauts qu'on lui impute ne tiennent pas à la stérilisation ; certains troubles, d'ailleurs légers, tiennent à ce que c'est un lait animal, et reconnaissent beaucoup moins pour cause le lait lui-même que la façon de l'utiliser.

La constipation n'est pas due le plus souvent à la stérilisation ; elle est le fait du lait animal. Nous préférons un léger degré de constipation aux selles peut-être plus nombreuses mais facilement grumeleuses et fétides que donne le lait cru. La surchauffe peut, pour une faible part, entraîner une tendance à la constipation. Il suffit de petits moyens faciles que nous exposerons en fin de cet ouvrage pour la combattre.

Le lait stérilisé bien manié, qualitativement et quantitativement, n'engendre pas l'anémie, si on a soin, en temps voulu, c'est-à-dire vers le 7e ou 8e mois environ, de lui adjoindre une alimentation de farines nécessaires au besoin de l'organisme au même titre d'ailleurs que dans l'allaitement au sein. Sans doute, la coloration du teint n'est pas aussi rose que chez l'enfant nourri par sa mère. Il ne faut pas en conclure qu'il soit anémique. Nous verrons plus loin que l'anémie de certains nourrissons est souvent conséculive à l'hypoalimentation et spécialement à une insuffisance de sucrage.

Quant au rachitisme, loin d'être le fait de la stérilisation, il reconnaît pour cause soit un maniement défectueux, l'absence de préservation du lait et la contamination, soit surtout l'addition avant l'âge normal de substances alimentaires incompatibles avec le fonctionnement digestif du nourrisson à cette période précoce de la vie (farines de conserve, mixtures lactées, panades à l'eau).

On a incriminé le lait stérilisé d'engendrer le scorbut infantile. M. Variot a fait table rase de cette accusation entièrement imméritée.

Le lait « homogénéisé et surchauffé ». — Sous ce nom, on vend dans le commerce un lait dont les qualités sont incontestables et qui a rendu des services de premier ordre dans la pratique de l'allaitement artificiel. Nous avons vu en étudiant la digestion gastrique du lait animal qu'un de ses principaux inconvénients était son mode de coagulation en blocs volumineux, le rendant difficilement attaquable par les sucs digestifs et nous avons montré que la surchauffe contribuait à réduire ce coagulum en grumeaux moins volumineux ; nous avons attiré l'attention des mères sur la nécessité de ne pas prolonger l'emploi outre mesure du lait homogénéisé. Dans des cas d'ailleurs fort rares, néanmoins suffisants pour légitimer cette restriction, on a signalé des accidents de scorbut infantile succédant à l'emploi exclusif et trop prolongé (9-11-13 mois) de lait homogénéisé. Fidèle à l'enseignement de notre maître, M. Variot, qui est celui qui en France a le plus expérimenté ce lait, nous adoptons une moyenne des 3 à 4 premiers mois d'élevage, après quoi nous avons recours au lait simplement surchauffé.

Nous avons toujours vu employer et nous avons employé dans notre pratique personnelle la marque Lepelletier.

L'homogénéisation du lait exige une technique industrielle très soignée, faute de quoi elle perdrait les qualités que nous lui reconnaissons.

Le procédé dit de « l'homogénéisation » perfectionne encore plus que la simple surchauffe cette coagulation gastrique du lait et la rend exactement comparable à celle du lait de femme. Sa valeur alibile se trouve donc de ce fait considérablement accrue et rend l'homogénéisation un procédé des plus appréciables durant les premiers mois de l'allaitement.

L'homogénéisation prive autant qu'il est possible les globules gras de leur force ascensionnelle, empêchant ainsi la montée de la crème. Il se produit une véritable émulsion de la matière grasse ; la coagulation de la caséine, intimement mélangée avec le beurre pulvérisé, devient beaucoup plus facile.

Nous employons couramment ce lait homogénéisé qui est de plus stérilisé par surchauffe à 108º ; nous avons toujours eu à nous louer de ses bons effets et nous le recommandons couramment pour les premiers mois de l'allaitement aux mères qui doivent recourir à l'alimentation artificielle et peuvent faire la dépense nécessaire.

XV

ALLAITEMENT ARTIFICIEL
(Fin.)

LA RATION ALIMENTAIRE DANS L'ALLAITEMENT
ARTIFICIEL.
LE COUPAGE. — LE SUCRAGE. — L'HYPERSUCRAGE.
LE LAIT CONDENSÉ SUCRÉ.
LES DOSES QUOTIDIENNES DE LAIT.
ÉVALUATION DE LA RATION D'APRÈS LE POIDS.
— ÉVALUATION DE LA RATION D'APRÈS
LA TAILLE.
LAIT DE CHÈVRE. — LAIT D'ANESSE. — LAIT CRU.

ALLAITEMENT ARTIFICIEL

(Fin.)

La ration alimentaire dans l'allaitement artificiel. — Si nous avons tenu à insister avec énergie sur la liberté qu'on pouvait laisser à l'enfant au sein de sa mère ou de sa nourrice, il n'en est plus de même dans l'allaitement artificiel.

Nous ne reviendrons pas sur la moindre digestibilité du lait de vache, sur les différences qui séparent la succion du sein et celle du biberon et sur les risques de contamination du lait surtout pendant la période estivale. Toutes ces conditions font que l'enfant suralimenté au biberon est plus exposé que l'enfant au sein aux désordres digestifs.

On apportera donc dans les prescriptions de la ration quantitative une précision plus rigoureuse ; mais que ce ne soit pas une raison pour se laisser aller à cette phobie de la suralimentation qui a abouti à des préceptes beaucoup trop sévères dans la notion des doses de lait à donner à l'enfant.

Avant tout, que le lait soit bien stérile, que les biberons et les tétines soient bien propres, c'est la première recommandation à faire. Les troubles dits de suralimentation sont le plus souvent des intoxications par des laits altérés.

Le coupage. — Nous avons vu, en étudiant la composition du lait et en la comparant à celle du lait de femme, que la richesse en caséine était notablement plus élevée dans le premier que dans le second. Le coupage tend à établir une égalité de proportion.

On a émis des opinions bien différentes sur le coupage du lait. Certains pédiâtres recommandent le lait pur, d'autres réduisent au minimum la quantité de lait. Ainsi un auteur étranger coupe le lait de 3/4 d'eau dans le premier mois, des 2/3 dans le second, de moitié jusqu'au quatrième et ainsi de suite ; il ne donne le lait pur qu'à partir du huitième mois.

Inversement d'autres médecins recommandent l'usage du lait pur dès le début ; telle était la tendance dans notre pays jusqu'à ces dernières années.

Les deux méthodes sont excessives l'une et l'autre. Autant le coupage suivant la première méthode fait du lait un aliment insuffisant à l'accroissement du nourrisson, autant la méthode française ancienne expose l'enfant à des troubles digestifs sérieux.

La vérité est entre les deux. Pendant les premières semaines de la vie, le nourrisson ne peut que difficilement supporter le lait pur. Le coupage est nécessaire. La quantité d'eau à ajouter peut être évaluée pour les premières semaines à deux parties de lait pour une partie d'eau. Le coupage sera fait au quart à partir de la sixième semaine. D'une façon générale, à partir du troisième mois, l'enfant absorbe très bien le lait pur. Ces méthodes **de coupage** sont en pratique courante celles qui nous ont fourni les meilleurs résultats.

Certaines circonstances pourront susciter des variantes dans le degré du coupage. Quand un enfant sain et d'accroissement normal est sujet à présenter, à distance des tétées, de petites régurgitations d'odeur spéciale, désagréable, indiquant une digestion imparfaite, quand elles donnent lieu à cette remarque de l'entourage : « L'enfant sent le lait aigre, » on est en droit de recourir à un coupage plus étendu.

De même les caractères des garde-robes pourront indiquer cette même prescription ; la présence de grumeaux traduit une digestion incomplète, un excès de travail pour les glandes gastriques et intestinales. On réduira leur tâche par un coupage plus fort.

Mais on ne poussera pas trop loin cette mesure de prudence, car la difficulté de digestion du lait n'est pas toujours fonction de sa composition quantitative, mais souvent de la forme sous laquelle les substances constitutives s'y présentent. Nous rappelons à ce sujet les avantages tirés de la surchauffe et de l'homogénéisation du lait.

Le coupage sera fait avec de l'eau bouillie. L'addition à cette eau de citrate de soude (Dr Variot) (solution à 5 p. 300) favorise beaucoup la digestibilité du lait.

Le sucrage. — Mais le coupage a également pour conséquence la diminution proportionnelle du sucre, qui est déjà en moindre quantité dans le lait de vache que dans le lait de femme. Il faut donc rétablir une richesse égale par le sucrage dans des limites qui varieront à mesure que l'enfant s'accroît.

En pratique on peut évaluer cette proportion à 4 gr. par biberon ou une cuillerée à café de sucre en poudre ou un morceau de sucre (marque Say, n° 100). Nous conseillons même de doubler ces doses dans chaque biberon ; les enfants ont une digestion meilleure et présentent un beau développement musculaire.

Le lactose a paru jouir un moment d'une certaine faveur ; considéré comme du sucre physiologique, donnant naissance à de l'acide lactique propre à lutter contre les fermentations intestinales, il semblait théoriquement indiqué. Mais on doit renoncer à son usage habituel, car il provoque souvent la diarrhée ; il y a lieu de croire qu'elle est due à l'impureté du lactose du commerce.

L'hypersucrage. Le lait condensé sucré.— M. Variot a montré les résultats très heureux obtenus par l'emploi du lait condensé sucré dans le traitement des dyspepsies infantiles. C'est en premier lieu chez les enfants sujets à des vomissements rebelles à toute thérapeutique qu'il a obtenu une cessation rapide de ce trouble gastrique. L'accroissement très satisfaisant des petits malades ainsi alimentés a poussé cet auteur à utiliser ce lait chez des enfants gravement frappés dans leur développement par des erreurs d'alimentation ; les effets obtenus par cette méthode dans le traitement de l'atrophie infantile furent des plus encourageants.

La préparation du lait condensé de la marque Gallia, qui a servi à ses recherches, consiste essentiellement en une pasteurisation suivie d'une addition de saccharose et d'une évaporation dans le vide à une température relativement basse.

Il se présente sous la forme d'une pâte ayant la consistance d'un miel épais, de couleur jaune clair, d'une saveur très sucrée et d'une odeur peu accentuée.

Le lait destiné aux enfants est obtenu par le mélange suivant :

{ Lait condensé sucré, 250 grammes.
{ Eau bouillie, q. s. p. 1 litre.

Ce mélange possède la composition chimique suivante :

Eau	807,5	°/₀
Extrait à 100°	192,5	°/₀
Beurre	27,12	°/₀
Caséine	21,25	°/₀
Cendres	4,75	°/₀
Phosphates minéraux	2,10	°/₀
Lactose	28,55	°/₀
Saccharose	99,4	°/₀

Les garde-robes des enfants nourris au lait condensé sucré ont presque toujours une couleur jaune, se rapprochant assez de la selle jaune d'or du nourrisson au sein.

Les rations sont préparées avec le mélange précédent dans les mêmes proportions quantitatives que pour le lait de vache ordinaire.

Les observations de M. Variot sur les résultats obtenus par l'emploi du lait condensé sucré l'ont amené à rechercher les effets de l'hypersucrage du lait surchauffé habituellement employé dans l'allaitement au biberon (à 10 grammes de sucre pour

100 grammes de lait). Dans une communication à l'Académie des sciences (novembre 1913), MM Variot et Lavialle ont montré que les propriétés spéciales du lait condensé sucré sont dues simplement à l'hypersucrage et non à la condensation ; les résultats fournis « par le lait sucré non condensé ont été sensiblement les mêmes que ceux obtenus avec le lait condensé, c'est-à-dire : arrêt des vomissements, régularisation des fonctions gastro-intestinales et accroissement rapide du poids et de la taille... »

Les doses quotidiennes de lait. — Connaissant les règles du coupage et du sucrage, il nous est possible désormais de fixer la ration quantitative dans l'allaitement artificiel.

Nous reproduisons ici deux tableaux empruntés à MM. les Drs Variot et Marfan et qui serviront de base pour apprécier la dose de lait à donner à l'enfant aux différentes époques de la première année :

Tableau de M. Marfan

Age	Nombre des tétées en 24 h.	Intervalle des tétées toutes les	Quantité de lait par tétée	Quantité de lait par 24 h.
1er jour	4	4 h.	8 gr.	32 gr.
2e —	6	3 h.	20 gr.	120 gr.
3e —	7	3 h.	40-50 gr.	280 à 350 gr.
4e —	7	3 h.	50-60 gr.	350 à 420 gr.
1er mois	8	2 h. ½	60-80 gr.	480 à 640 gr.
2e et 3e m.	8	2 h. ½	80-100 gr.	640 à 800 gr.
4e et 5e m.	7	3 h.	120-130 gr.	840 à 910 gr.
5e au 9e m.	7	3 h.	140-150 gr.	980 à 1.050 gr.

Tableau de M. Variot.

Graduations données sur le biberon [1].

Age		Quantité de lait par tétée	N. de tétées par jour	Intervalle des tétées
1re	semaine	30 gr.		
2e	—	45 gr.	9	1/3 d'eau dans le lait : 2 h.
3e	—	60 gr.		
4e	—	75 gr.		
6e	—	90 gr.		
9e	—	105 gr.	7	1/4 d'eau dans le lait : 2 h. ½
3e	mois	120 gr.		
4e	—	135 gr.		
5e	—	160 gr.		
7e	—	180 gr.		
9e	—	200 gr.	5	lait pur : 3 h.
12e	—	220 gr.		

Évaluation de la ration d'après le poids. — Chez un enfant normal, s'accroissant progressivement, le poids et la taille étant en harmonie avec son âge, on peut, si on veut se baser sur le poids, fixer la ration du nourrisson :

Pour les trois premiers mois, au sixième du poids ; après le troisième mois, au septième.

Ainsi un enfant de 4 mois, qui pèse en moyenne 5 kgs 950, prendra une quantité totale de lait égale environ à 5 kgs 950 : 7 = 850 grammes.

Un enfant de 2 mois, qui pèse 4 kgs 700 en moyenne absorbe une quantité totale de lait (eau comprise

---

1. Ces rations sont un peu faibles pendant les premières semaines pour éviter les troubles de suralimentation toujours graves chez les nouveau-nés.

dans un coupage au quart) de 4 kgs 700 : 6 = 783 gr. environ.

Évaluation de la ration d'après la taille. — Si on se base sur le nombre en centimètres de la taille de l'enfant, il suffira de multiplier le nombre par 14 pour avoir la quantité de lait à donner à l'enfant dans l'espace de vingt-quatre heures.

Ce nombre 14 répond au quotient de division de la quantité de lait absorbée par le nombre de centimètres de taille. Inversement il suffit de multiplier la taille par 14 pour avoir la quantité de lait.

Répétant ici ce que nous avons dit à l'étude de l'allaitement au sein, c'est encore sur la notion de taille que nous nous réglerons pour évaluer la ration d'accroissement. Cette pratique, d'intérêt primordial, trouve son juste emploi dans l'élevage des nourrissons chez qui une faute dans le mode d'alimentation ou une maladie intercurrente a déterminé une perte de poids notable.

Il reste bien entendu que ce n'est pas du jour au lendemain qu'il faut donner à cet enfant une ration ainsi calculée, mais on y arrivera dans un laps de temps plus ou moins long, en tenant compte de l'état général du sujet, du fonctionnement de son tube digestif.

Nous verrons au chapitre des maladies de l'enfance quelles circonstances peuvent imposer une modération à la fixation de la ration alimentaire dans les proportions que nous avons fixées comme moyenne générale chez un enfant sain.

Le lait de chèvre. — Dans certains pays, notamment dans les régions montagneuses où les vaches font défaut ou sont rares, l'emploi du lait de chèvre est assez répandu. On y voit même les enfants téter directement le pis de l'animal. Ce mode d'allaitement a été tenté dans certaines villes ; à Paris, notamment, MM. Barbillion, Boissard, Toussaint ont cherché à le répandre.

Les avantages reconnus au lait de chèvre résident surtout dans le fait que cet animal est rarement frappé par la tuberculose. Sans doute les statistiques révèlent-elles une moindre morbidité chez la chèvre que chez la vache par le bacille de Koch. Néanmoins du jour où elle cesse de vivre isolée, mais est soumise à la stabulation au milieu des vaches, la chèvre devient tuberculisable.

D'autre part, des travaux publiés dans ces der, nières années ont montré que, dans diverses contrées où les chèvres sont nombreuses (île de Malte, Tunisie etc...), une grande porportion de ces animaux véhicule une espèce microbienne redoutable pour l'homme ; ce microbe engendre la maladie dénommée fièvre de Malte ou mélitococcie.

D'autre part l'usage du lait cru de chèvre n'est pas absolument inoffensif et, si certains faits ont pu paraître favorables, il en est d'autres par contre signalés par M. Variot et M. Marfan et d'autres médecins d'enfants où ces auteurs ont observé de fréquentes infections gastro-intestinales, de l'amaigrissement, des troubles de l'accroissement, du rachitisme.

Enfin les principaux reproches adressés à l'usage du lait de chèvre dans l'alimentation du premier âge résident dans la différence de composition comparée avec celle du lait de femme et surtout dans la variabilité de sa valeur qualitative tant suivant les races que chez le même animal suivant les jours.

Sans vouloir frapper d'interdiction de façon absolue le lait de chèvre dans l'allaitement du nourrisson, nous estimons pouvoir avancer, d'après les griefs précédemment exposés, qu'il ne constitue qu'un aliment d'exception.

Lait d'ânesse. — L'emploi du lait d'ânesse ne peut pas plus que celui du lait de chèvre être étendu à la pratique courante.

La faveur dont il a paru jouir tient à ce qu'il est un lait maigre, c'est-à-dire pauvre en graisse et en matières albuminoïdes. A ce titre il ne peut être utilisé qu'au cas de troubles dyspeptiques.

D'autre part il supporte mal la stérilisation et doit être trait par la méthode aseptique. C'est de plus un lait extrêmement cher. Son emploi est donc réservé aux enfants malades.

Le lait cru. — Nous avons vu dans un précédent chapitre avec quelle rapidité le lait est envahi par une flore microbienne très riche. Nous avons également montré qu'il pouvait être le véhicule de divers microbes pathogènes, notamment du bacille tuberculeux.

Donc pour s'autoriser à pratiquer l'allaitement artificiel au lait cru, il faut avant tout s'être assuré qu'il a été trait par la méthode dite de la traite aseptique et peu avant l'heure de sa distribution. Cette règle est encore plus rigoureuse pendant la saison chaude. On devra également exiger que la vache laitière ait subi l'épreuve de la tuberculine.

La première de ces conditions confère au lait de vache un prix de revient très élevé, qui fait de ce procédé d'allaitement une méthode réservée aux familles privilégiées.

Mais, ces conditions mises à part, le lait cru est loin de convenir dans la majorité des cas au premier âge. Le nouveau-né le digère difficilement ; nous avons pu constater par nous-même des indigestions que caractérise le rejet soit par les vomissements, soit par les gardes-robes de blocs volumineux de caséine et de beurre que n'avaient pas attaqués les sucs digestifs. Les selles sont souvent grumeleuses, d'odeur fétide.

Au bout de quelques mois, le lait cru est plus aisément digéré et peut, dans certains cas, rendre des services. Mais ils ne sont pas suffisamment nombreux ni certains pour nous permettre d'ériger ce mode d'allaitement en règle générale.

XVI

ALLAITEMENT MIXTE

ALLAITEMENT MIXTE

Les indications. — Il peut arriver que, pour une cause variable, une mère ne puisse fournir à son enfant une quantité suffisante de lait pour pourvoir à son bon accroissement. — Sécrétion pauvre au point de vue quantitatif ou qualitatif, santé médiocre, gémelléité, misère sociale... pourront commander l'association à l'allaitement maternel de l'allaitement artificiel. C'est ce qu'il est convenu d'appeler l'allaitement mixte.

Tant que les circonstances le permettront, les jeunes mères devront préférer ce mode d'alimentation à celui par lait de vache exclusif.

Le choix du lait adjuvant et son mode d'emploi seront les mêmes que pour l'allaitement artificiel.

La technique peut varier suivant les cas.

Quand il s'agit d'une simple insuffisance de sécrétion ou d'un retard de la montée du lait, c'est-à-dire pendant les premières semaines, il est préférable de compléter chaque tétée par la quantité voulue de lait animal. De cette façon, l'enfant mis au sein à des heures régulières tend à rétablir le taux normal de la sécrétion glandulaire. Par la pesée, on apprécie

la dose de lait ingérée et, s'il y a insuffisance, on y
supplée par l'addition de lait animal dans les proportions nécessaires telles que le total réponde à
peu près aux doses fixées par les tables citées plus
haut.

Il arrive ainsi, fréquemment, qu'au bout de
quelques jours, la sécrétion lactée se rétablisse. Le
biberon peut alors devenir inutile.

Quand il s'agit d'enfants plus âgés, au sein
d'une mère dont le lait tend à diminuer d'abondance
ou perd sa richesse, il est plus pratique de substituer
un ou plusieurs biberons à une ou plusieurs tétées.

Enfin l'allaitement mixte peut devenir nécessaire dans certains états maladifs de l'enfance
alors que l'analyse du lait ne montre ni une insuffisance de sécrétion ni un trouble de composition.
Ainsi certains eczémas de la face et du corps relèvent
d'un vice de constitution du lait maternel, sans
qu'on puisse en préciser la raison exacte. Les faits
sont là néanmoins pour montrer que l'allaitement
mixte suffit à guérir le petit malade. Dans des cas
plus rebelles, il peut devenir absolument nécessaire
de suspendre complètement et de façon définitive
l'allaitement maternel. Le Dr Variot a montré les
bons effets de ces « mutations lactées ».

XVII

LE SEVRAGE

LE SEVRAGE

On doit distinguer dans le sevrage deux actes
différents :

Le sevrage proprement dit, qui consiste à suspendre
définitivement l'allaitement au sein de la mère ou
de la nourrice.

Le sevrage partiel ou ablactation, dont le but
est de donner en plus du lait d'autres substances
alimentaires nécessaires à l'accroissement de l'enfant

Indications. — Quand l'enfant atteint le 8ᵉ ou
le 9ᵉ mois de sa première année, il lui faut pour
continuer son développement absorber des doses de
lait très abondantes, que le sein de la mère ou de la
nourrice n'est plus toujours en état de lui fournir.
Or, à cet âge, l'organisme du nourrisson est capable
de digérer et d'assimiler d'autres aliments ; l'adjonction au lait de ces nouvelles substances nutritives permet d'assurer une alimentation suffisante
sans avoir à augmenter la ration de liquide.

Cela ne veut pas dire qu'un enfant nourri exclusivement au sein ne pourrait pas après le huitième

mois présenter un accroissement très satisfaisant ; bien des mères ou des nourrices sont susceptibles de fournir au delà même de la première année un lait de bonne qualité ; mais, d'une façon générale, surtout dans les villes, en raison des fatigues de la vie courante, la sécrétion lactée est moins abondante et devient insuffisante. C'est là surtout la raison du sevrage. Mais on doit toujours admettre que le lait devra rester la base essentielle de l'alimentation infantile. On ne saurait assez se défier des erreurs trop souvent répandues par certains médecins étrangers qui déclarent qu'à partir du sixième mois le lait peut devenir nuisible. De tels principes ont pour funeste conséquence de fournir à l'enfant une ration lactée insuffisante ou un mode d'alimentation incompatible avec ses facultés digestives et avec les exigences de son accroissement.

Époque du sevrage. — On a beaucoup discuté sur l'époque du sevrage. Nous n'entrerons pas dans l'étude des diverses théories ; la majorité des médecins est aujourd'hui d'accord pour admettre que le sevrage partiel (allaitement mixte et farines) doit être institué du 8e au 9e mois et le sevrage définitif (suppression du sein de la mère ou de la nourrice) du 13e au 15e.

La substitution partielle du lait animal au lait de femme peut, nous l'avons vu, être pratiquée de bonne heure à titre d'adjuvant, suivant diverses indications tenant soit à la santé des mères, soit à certaines exigences sociales.

Mais l'addition de farines au lait de vache répond de façon générale à l'époque d'éclosion des premières dents. C'est en effet à cette date que le tube digestif commence à être vraiment en état d'utiliser les substances qui entrent dans la composition des farines.

Dans le cas où l'enfant, bien portant, n'a cependant pas présenté encore au 9e mois ses premières dents, on peut lui donner des bouillies.

Il est classique d'admettre que le sevrage ne doit pas être institué à l'époque des chaleurs ; cette opinion est très légitime, la susceptibilité du tube digestif étant, dans ces périodes, plus accusée que pendant la saison fraîche.

Sevrage brusque et sevrage progressif. — Certaines circonstances peuvent imposer la nécessité d'un sevrage brusque ; ainsi l'exigeront une maladie subite et grave, le départ soudain de la nourrice ; on comprend pourquoi ces éventualités nous entraînent à recommander la substitution précoce d'un biberon à une tétée.

En dehors de ces circonstances soudaines, le sevrage doit être pratiqué de façon progressive.

Plusieurs cas sont à envisager :

L'enfant est au sein exclusivement. On donnera un biberon à la place d'une tétée pendant la première semaine. La semaine suivante, un deuxième biberon remplacera une deuxième tétée. Ces deux biberons seront espacés dans le courant de la journée.

Le nourrisson qui n'a connu que le sein n'accepte pas toujours de bonne grâce cette modification apportée à son régime et s'il est nerveux, exigeant, il faudra souvent beaucoup de patience pour lui faire absorber le lait nouveau. Moindre est la difficulté si la mère ou la nourrice a peu de lait ; dans ce cas, certaines tétées de la journée sont pauvres, l'enfant affamé tète sans succès ; il ne résiste guère à l'offre du biberon et même la facilité avec laquelle il satisfait sa faim à ce régime rend le sevrage plus aisé.

Certains médecins préfèrent l'administration d'une bouillie en place d'un premier biberon. Ils s'appuient sur ce fait que le goût en est plus agréable et que l'enfant l'absorbe plus aisément que le lait pur. Cette opinion est très soutenable. On agira suivant les circonstances. Si l'enfant est nourri exclusivement au lait de vache, on remplace d'abord un, puis deux biberons de lait par une, puis deux bouillies.

Les bouillies. Choix des farines. — Quelle farine doit-on employer ? la farine de froment est la plus indiquée ; elle doit être fine, bien tamisée.

Chez les enfants nourris au lait stérilisé par surchauffe, dont le seul inconvénient est de donner lieu à une légère constipation, la farine d'avoine semble préférable en raison de ses vertus laxatives. Les farines de seigle, de maïs, d'orge possèdent également cette propriété, mais à un moindre degré.

Inversement pendant la période des chaleurs, il y a lieu d'alterner ces farines et de donner la préférence à la farine de riz dont on connaît les vertus astringentes.

M. Variot recommande également les bouillies de châtaignes et la purée de carottes dans les premiers temps du sevrage.

Composition des farines. — D'une façon générale on peut, avec Roux, classer les farines en trois groupes :

Les farines presque exclusivement amidonnées : sagou, arrow-root, pomme de terre, **riz.**

Les farines riches en amylacées, moyennement riches en albuminoïdes : froment, orge, seigle, maïs, avoine.

Les farines également riches en amylacés **et en** albuminoïdes : lentilles. haricots, pois, fèves

Préparation des bouillies. — Les bouillies doivent être préparées de la façon suivante :

On délaye dans un peu d'eau froide une **cuillerée** à café, plus tard deux cuillerées de la farine choisie. On évite ainsi la formation des grumeaux et on fait une composition bien homogène. On verse ensuite sur cette farine ainsi délayée le lait bouillant dans les proportions exigées par l'âge de l'enfant. On fait bouillir pendant vingt minutes en tournant avec une cuiller en bois.

Comme le but de la bouillie est de fournir une alimentation plus riche que le lait, il n'y a pas lieu de donner une dose de lait très abondante, l'aliment solide assurant à l'aliment liquide une plus grande valeur nutritive.

Il peut même être nécessaire, lors de l'administration des premières bouillies, de couper le lait au tiers. L'addition du sel contribue à donner à la bouillie une saveur plus agréable. Il faut également la sucrer. Une cuillerée à café de sucre sera suffisante.

Nous recommandons, dans la pratique d'avoir recours autant que possible aux farines fraîches. L'industrie étrangère a répandu un choix très abondant de farines de conserve ; depuis longtemps cependant un des plus éminents médecins anglais, Sir Thomas Barlow, a montré les redoutables conséquences de l'abus de ces produits et les risques auxquels il donnait lieu en exposant l'enfant à la maladie qui porte aujourd'hui son nom et plus couramment connue en France sous l'appellation de « scorbut infantile ». De nombreuses communications scientifiques, venues surtout d'Angleterre, d'Amérique, d'Allemagne ont confirmé à maintes reprises les dangers auxquels expose une alimentation trop exclusive à l'aide de farines de conserve.

Le principal grief adressé à la majeure partie de ces produits réside dans le fait de la substitution de l'eau au lait comme dissolvant. Leur abus expose l'enfant au scorbut, au rachitisme.

M. Variot a combattu cette méthode d'alimentation. Il a également attiré l'attention sur la modération qu'on devait apporter à l'emploi du cacao dans les premiers temps du sevrage. Constipation, nervosité, stagnation de poids, pâleur... etc... sont les méfaits d'une nourriture trop riche en crcao. Les recherches scientifiques de l'éminent paofesseur A. Gautier nous ont fait connaître la présence dans cet aliment d'une certaine quantité d'acide oxalique. Or, parmi les produits de dédoublement de ce corps chimique, se trouve l'oxyde de carbone, qui est sans doute la cause des troubles d'anémie.

Nous ne voulons pas dire par là qu'on doive bannir le cacao de l'alimentation de l'enfant, mais nous ne l'idolisons que fort rarement pour donner un parfum, une saveur plus agréable aux bouillies et stimuler ainsi l'appétit du bébé.

Conseils aux mères. Incidents de sevrage. — Il n'est pas toujours aisé d'acclimater un enfant à une alimentation nouvelle et de le séparer définitivement du sein de sa mère ou de sa nourrice. Nous avons tous assisté à ces premières manifestations de l'opiniâtreté des tout petits. Il faut savoir leur opposer une ferme énergie et triompher de leurs caprices. Tous les moyens sont bons ; mais, de grâce, jeunes mamans ne cédez pas. Sinon, vous verrez vos enfants user des pires ruses, régurgiter leur bouillie leur potage, les rejeter à mesure que vous enfoncerez la cuiller dans leur bouche qui se ferme opiniâtrément ; chaque repas deviendra un drame. Si l'enfant ne sent pas une volonté plus ferme, et cela de très bonne heure, il vous imposera la sienne et désormais vous céderez toujours. Vous aurez un petit maître qui fera de vous ce qu'il voudra.

Il n'est pas toujours aisé de convaincre les jeunes mères de cette vérité. Il nous est arrivé de recourir dans de telles circonstances aux grands moyens et de faire prendre nous-même à des bébés leur première bouillie, leur première purée, en ayant bien soin d'éloigner l'entourage, car les petits savent de bonne heure les effets attendrissants de leurs larmes. Point ne fut besoin de pincer le nez, ni de gourmander ; il nous suffit de savoir insister ; au repas suivant, les enfants acceptaient fort bien de leur mère ou de leur bonne l'aliment qu'ils avaient refusé précédemment.

De multiples petits troubles peuvent survenir à une période plus avancée et se caractérisent notamment par de l'inappétence ; ils sont liés à l'éclosion des dernières incisives et des premières molaires. Nous les décrirons plus loin en détail.

Nous ne voulons pas terminer cette étude du sevrage sans attirer l'attention sur une erreur d'alimentation trop répandue dans la classe ouvrière et sur laquelle notre maître, M. Variot, a spécialement insisté.

Soit dans un but d'économie, soit en raison d'une croyance injustifiée, on abuse de l'usage précoce de la panade à l'eau. Ce mode d'alimentation trop exclusif est une des principales causes de rachitisme.

XVIII

L'ALIMENTATION
DANS LA DEUXIÈME ANNÉE

POMME DE TERRE. — TAPIOCA. — LÉGUMES SECS.
ŒUF. — VIANDE. — FRUITS. — PAIN.
LÉGUMES FRAIS VERTS. — FROMAGES. — POISSONS.

L'ALIMENTATION
DANS LA DEUXIÈME ANNÉE

A partir d'un an, le tube digestif de l'enfant est en état d'assimiler des substances alimentaires qui lui étaient jusqu'alors interdites.

Nous allons les passer en revue et nous indiquerons ensuite divers types de menus suivant les différentes périodes de l'année.

La *pomme de terre,* présentée sous la forme de purées au lait très claires et un peu sucrées, est en général bien acceptée par l'enfant. Sa richesse en matières amylacées et sucrées fait toute sa valeur. C'est de plus un aliment frais et dont les propriétés antiscorbutiques sont bien connues. On aura soin de recourir à la meilleure qualité (Hollande) et on évitera les variétés vendues à bas prix qui sont souvent dangereuses.

Le *tapioca* vrai est une fécule retirée du manioc, mais celui qu'on consomme journellement est préparé avec de la fécule de pomme de terre. C'est sous cette forme que nous l'utiliserons en premier lieu.

Légumes secs (lentilles, haricots, fèves, pois, etc...). — Ces légumes ont une grande valeur nutritive par leur proportion élevée d'albuminoïdes et de féculents ; ils sont également riches en phosphore et en sels si nécessaires au système osseux. Certains d'entre eux, principalement les lentilles, contiennent une proportion élevée de fer qui rend leur emploi très précieux dans les cas d'anémie de l'enfance.

Dans la préparation de ces aliments, on aura soin de débarrasser les légumes de leur enveloppe de cellulose qui les rendrait moins attaquables par les sucs digestifs. Pour cela, il suffit de les faire tremper dans l'eau pendant 12 heures, puis de les faire bouillir.

Œuf. — La question de l'œuf dans l'alimentation du premier âge peut soulever des difficultés en raison des troubles digestifs qu'on a pu lui attribuer. Certaines mamans en abusent, d'autres en redoutent les dangers de façon excessive.

Nous estimons que la plupart des accidents consécutifs à l'absorption des œufs tiennent plus à leurs altérations fermentatives qu'à la nature même de l'aliment. Nous devons reconnaître qu'il est des sujets qui présentent une réelle intolérance aux œufs.

On ne donnera tout d'abord que le jaune de l'œuf dont la richesse en substances phosphorées, en graisse, en fer, ne se retrouve pas dans d'autres aliments.

Il n'est pas sans intérêt de savoir reconnaître la fraîcheur des œufs. Plongé dans l'eau, l'œuf frais d'un jour tombe au fond, l'œuf de deux jours reste entre deux eaux, l'œuf vieux de plus de cinq jours flotte à la surface.

Le blanc d'œuf est riche en albumine principalment ; c'est aux dépens de cette substance que se développent les toxines, si redoutables parfois, et c'est également sans doute la source des accidents de caractère plus bénin qui s'observent chez l'enfant (éruptions prurigineuses, selles fétides, langue saburrale, etc...). On n'abusera donc pas des œufs et on tâtera la sensibilité du tube digestif très variable suivant les cas.

Quoi qu'il en soit l'emploi progressivement plus fréquent, puis quotidien d'un jaune d'œuf, puis d'un œuf entier après le seizième mois reste indiqué dans l'alimentation de la deuxième année.

La *viande* ne sera pas donnée avant le 18e mois environ. On se basera, pour fixer l'époque où ce nouveau mode d'alimentation est prescrit, sur le nombre de dents que présente l'enfant, car l'assimilation de la viande dépend pour une bonne part de son mode de trituration. La crainte du régime carné a pris aujourd'hui des proportions excessives dans le public et cependant, ramenée à une forme presque liquide, la viande constitue un aliment nécessaire. Il reste bien entendu que son emploi abusif est néfaste au tube digestif de l'enfant et l'expose aux indigestions, aux troubles dyspeptiques, aux éruptions diverses, etc...

On commencera tout d'abord par donner du jus de viande obtenu par expression de la viande de bœuf après une légère cuisson sur le gril. La dose sera de 2 à 3 cuillerées à soupe soit pur, soit mélangé à la purée ou au tapioca.

Plus tard on hachera la viande finement ou on la triturera au masticateur.

Le blanc de poulet, le poisson frais, puis le filet

de bœuf, la côtelette de mouton seront les divers types de viandes utilisées.

La soupe de viande, selon la formule préconisée par M. Marfan, est également une préparation utile à connaître.

Dans 250 grammes d'eau, mettre du pain : 40 à 50 grammes de pain rassis en tranches ou grillé. Ajouter pour débuter 12 à 25 grammes de viande de bœuf râpée ou hachée menu. Ajouter du sel. Faire cuire le tout pendant une heure. Passer et, peu de temps après, donner sans filtrer.

La viande peut encore être soigneusement et finement pressée sur une râpe ordinaire de ménage, puis roulée en boulettes additionnées de sucre en poudre.

On peut encore la donner associée au bouillon de légumes, au tapioca, voire même à la marmelade de coings.

M. Hutinel conseille pendant la période de régime carné de donner concurremment de la limonade chlorhydrique ou de la pepsine pour faciliter la digestion de la viande.

On surveillera les selles de l'enfant et, si la digestion paraissait un peu pénible, on modérerait l'emploi de la viande sans la proscrire et on l'alternerait avec une période de régime féculent.

Les fruits. — Sous la forme cuite, les fruits doivent entrer à partir de dix-huit mois dans le régime alimentaire ; la compote de pommes, les gelées de fruits, la banane sont très estimées de bonne heure par les petits enfants. Leurs propriétés laxatives ne sont pas à dédaigner à cet âge où la constipation est fréquente.

Le pain. — Quand le système dentaire est suffisamment développé, le pain peut faire partie du repas, tout d'abord sous la forme de biscuits secs, puis de croûte de pain, de biscottes que l'enfant mordille plus qu'il ne les mange. A partir du 20e mois, on donnera des panades au lait où le pain sera bien râpé.

Les légumes frais verts ne seront guère autorisés avant la fin de la deuxième année, exception faite pour certains cas d'anémie où l'usage des épinards très finement hachés peut rendre de grands services.

Fromages. — Les Gervais, fromages suisses, sont très appréciés par les enfants ; leur emploi devient plus spécialement recommandé au cas de selles fétides, de digestions lentes et incomplètes.

Boissons. — Pendant les premières années de la vie, l'eau reste avec le lait la seule boisson qu'on soit en droit de prescrire. On donnera de l'eau de source si on est sûr de sa pureté, sinon de l'eau d'Evian ou de l'eau bouillie.

Il faut éviter de donner systématiquement des eaux même légèrement gazeuses qui, à la longue, troublent le chimisme digestif.

XIX

VACCINATION

VACCINATION

La vaccination, au sens courant du mot, a pour but d'immuniser l'enfant contre la variole. Elle consiste dans l'inoculation d'une affection bénigne, la vaccine, qui a la propriété par les réactions qu'elle détermine chez l'homme de s'opposer au développement de la variole.

Les services qu'elle a rendus depuis la découverte de Jenner sont tels que personne ne songe à se refuser à cette petite opération préventive.

Dans les agglomérations de nourrissons, maternités, pouponnières, etc..., il est d'usage de vacciner dès les premiers jours qui suivent la naissance. Dans la pratique de la ville, c'est-à-dire en dehors des groupements d'enfants, on y procède environ vers le 2e mois.

Le vaccin, préparé par des maisons spéciales suivant une méthode que nous n'avons pas à développer ici, est inoculé au bras au niveau de l'épaule ou à la partie postérieure et externe du mollet ; par un sentiment de coquetterie très légitime, les mamans préfèrent pour leurs filles la seconde façon d'opérer.

On a, dans ces derniers temps, recommandé la

vaccination dans le creux de l'aisselle qui laisse des cicatrices invisibles. Cette méthode exige beaucoup de soins, car c'est une région plus spécialement exposée aux infections secondaires.

Vers le 4e jour après l'inoculation, apparaît une petite pustule jaune entourée d'un halo rouge.

Au 6e jour, cette pustule s'ombilique en son centre Une croûte se forme qui s'agrandit à mesure que la pustule se développe et que le halo inflammatoire s'étend en surface.

Du 10e au 14e jour, le bouton de vaccin est à son maximum. Puis il diminue, la croûte persiste et tombe vers le 20e jour.

Après l'opération, on applique un petit pansement protecteur sec, qu'on ne remplace par un pansement humide ou un cataplasme (ouataplasme de préférence) que si au 8e ou 10e jour l'inflammation est trop accusée et douloureuse.

Il peut arriver que la vaccination entraîne un léger malaise général : fièvre, agitation, troubles de la digestion. Mais ce n'est que peu de chose ; qu'il suffise de connaître la plus grande sensibilité de l'enfant pendant cette période ; on ne le fera sortir que si le temps est beau, on n'insistera pas pour qu'il mange si l'appétit est médiocre.

Il arrive fréquemment qu'une première vaccination soit sans résultat. Dans ces cas, on ne voit rien se développer au lieu d'inoculation ; ou bien il se forme seulement une petite papule inflammatoire, légère, mais qui ne se transforme pas en pustule. Ce mode de réaction est qualifié de faux vaccin et prescrit une nouvelle tentative au bout de 3 semaines à 1 mois.

XX

L'ENFANT MALADE

TROUBLES DIGESTIFS. — VOMISSEMENTS.
L'ENFANT INSUFFISAMMENT ALIMENTÉ
(HYPOALIMENTATION DU Dr VARIOT).
L'ENFANT SURALIMENTÉ.
L'ENFANT ALIMENTÉ AVEC DU MAUVAIS LAIT.
TRAITEMENT DE LA DIARRHÉE.
LE BOUILLON DE LÉGUMES. — CONSTIPATION.
MALADIES AIGUËS DE L'APPAREIL
RESPIRATOIRE.
LE CATAPLASME SINAPISÉ. — LE BAIN SINAPISÉ.
L'ENVELOPPEMENT HUMIDE.
OUBLES NERVEUX. — CONVULSION.

L'ENFANT MALADE

Troubles digestifs. Vomissements. — Le nourrisson vomit souvent. C'est là un mode de réaction qui s'observe dans la majorité des états maladifs du premier âge.

A l'occasion d'un refroidissement, d'un **rhume**, d'un trouble quelconque, le vomissement est une des premières manifestations de son malaise.

Néanmoins, il faut savoir distinguer les caractères de ces vomissements.

Si l'enfant a de la fièvre, de l'agitation, s'il tousse, s'il est pris d'accidents convulsifs, le vomissement n'a qu'une valeur secondaire.

S'il survient chez un bébé, sans autre manifestation d'ordre général, ou s'il ne s'accompagne d'autre trouble que des modifications des garde-robes, il y a lieu d'incriminer une origine digestive ; le traitement, le régime alimentaire viseront directement à ce but.

L'enfant au sein ou au biberon présente normalement à la fin de la tétée, dans un temps variable de quelques secondes à quelques minutes, une régurgitation, c'est-à-dire que l'estomac se décharge d'une petite quantité de lait en excès ; il rétablit spontanément un équilibre entre le contenant et le contenu. Ce n'est pas là signe de maladie. Le lait rejeté n'est pas ou n'est que peu altéré dans ses caractères extérieurs ; il reste liquide, non coagulé. La quantité ne dépasse guère quelques centimètres cubes, une gorgée.

Mais à un degré plus fort, la régurgitation ne mérite plus ce nom ; elle devient un véritable vomissement. Il peut encore conserver à peu près son caractère extérieur de liquide non coagulé. Son apparition immédiatement après la tétée, sa brusquerie, sa violence sont autant de preuves de l'état spasmodique de la poche gastrique. La mère doit savoir préciser au médecin les caractères objectifs de cette forme de vomissements ; ils ne devront pas être confondus avec la forme suivante de vomissements tardifs.

Le vomissement tardif, c'est-à-dire celui qui apparaît plus ou moins longtemps après la tétée, traduit une défectuosité dans la digestion de cet aliment. Le lait est caillé, d'odeur aigrelette, contient des grumeaux de volume variable, gros quand l'enfant est au biberon, plus petits quand l'enfant est au sein.

L'aspect, le nombre, la durée, le mode de projection sans effort ou avec effort, violent ou faible, etc... de ces vomissements sont autant de notions précieuses au médecin pour en diagnostiquer la cause et instituer le traitement.

C'est en se basant sur ces renseignements que le médecin saura conclure si l'enfant est suffisamment ou insuffisamment alimenté, si le lait qu'il absorbe est ou non de bonne qualité, s'il s'agit d'un simple malaise passager ou au contraire d'un état dyspeptique lié le plus souvent à une faute dans la fixation de la ration alimentaire.

L'importance de ces renseignements peut échapper à qui n'est pas prévenu. Elle est cependant essentielle. Qui dit : vomissement, conclut trop souvent : suralimentation. Ce n'est pas toujours vrai. L'enfant insuffisamment alimenté pendant plusieurs semaines vomit tout autant, si ce n'est plus que l'enfant suralimenté, mais l'heure d'apparition n'est pas la même, les caractères du lait rejeté diffèrent, le mode d'évacuation est également spécial. L'enfant peut encore vomir parce qu'il boit un lait de mauvaise qualité ; une maman n'est donc pas en état de déduire la cause exacte des vomissements de son nourrisson. Mais elle fait œuvre utile en renseignant son médecin sur les caractères précis de ce trouble dyspeptique.

L'enfant insuffisamment alimenté (hypoalimentation décrite par le Dr Variot). — L'enfant ne s'accroît pas ou s'accroît insuffisamment ou perd du poids.

Il crie souvent, voire même sans arrêt, suce avidement ses doigts. Son faciès est pâle.

Les garde-robes deviennent de plus en plus rares. A la constipation du début, succèdent des selles moitié solides, moitié liquides, simulant parfois celles de l'entérite : c'est une fausse diarrhée.

Puis l'enfant vomit ; ce vomissement apparaît surtout aussitôt après la tétée, sous forme de lait non caillé, rejeté avec brusquerie.

La température centrale s'abaisse au-dessous de 36º.

La mère, voyant des vomissements et des selles mauvaises, croit que son enfant est trop nourri ; elle le rationne. Désormais l'état s'aggrave, la perte de poids s'accentue de jour en jour, la nervosité laisse la place à l'abattement, l'anémie s'exagère, les vomissements surviennent à chaque tétée.

Au bout de quelques semaines, l'enfant pèse son poids de naissance, parfois moins.

Il suffit de donner les deux seins à l'enfant de façon régulière, de les lui laisser vider à sa faim, s'il est au biberon de donner une ration en rapport avec sa taille suivant les calculs de dosage, coupage et sucrage fixés plus haut, pour voir les vomissements se calmer, les selles prendre un caractère normal, la courbe de poids accuser une reprise rapide, d'abord intense, la nervosité se calmer.

M. Variot a répandu en France l'usage d'un médicament de la plus haute utilité dans les états dyspeptiques et principalement contre les vomissements : le citrate de soude.

Citrate de soude............................	5 gr.
Eau distillée...............................	300 gr.

une cuillerée à café avant chaque tétée.

On pourra encore employer cette solution pour le coupage du lait lors de la préparation des biberons.

L'enfant suralimenté. — Tandis que l'enfant hypoalimenté présente tout d'abord un accroissement insuffisant ou un arrêt d'accroissement ou une perte de poids, l'enfant suralimenté présente pendant une période plus ou moins longue un accroissement quotidien excessif. Les garde-robes sont plus nombreuses ; d'aspect normal pendant quelque temps, elles prennent ensuite un aspect grumeleux, une consistance trop liquide, une odeur nauséabonde. Sur le corps apparaissent des éruptions diverses, au niveau du siège, des membres inférieurs, parfois sur la face sous la forme d'un petit pointillé rouge. L'enfant vomit ; ce sont d'abord des régurgitations trop abondantes, puis de véritables vomissements, survenant à distance de la tétée ; le lait rejeté est caillé, en grumeaux plus ou moins volumineux, son odeur est aigre, bien spéciale.

De ce moment commence l'arrêt d'accroissement, le poids diminue, une débâcle diarrhéique entraîne une déperdition parfois assez considérable.

La suralimentation au sein est rare. Le lait que le nourrisson absorbe ainsi est le meilleur qualitativement et quantitativement. Il existe à l'état normal entre la puissance de succion du mamelon et la dose de lait sécrété un équilibre parfait ; la suralimentation, dans de pareilles circonstances, est un incident de hasard. Il ne peut s'agir que de suralimentation relative tenant à ce que l'enfant se trouvait prédisposé à un trouble digestif, soit du fait d'une éclosion dentaire, d'un refroidissement, d'une bronchite, autant de circonstances qui prescrivent une modération dans la durée des tétées.

Au sein d'une nourrice, il n'en est pas toujours de même. Le sein d'une femme qui a déjà allaité un enfant, peut être le siège d'une sécrétion très abondante ; le lait sort trop facilement et l'enfant se nourrit un peu à l'excès. Il est rare qu'avec un lait de bonne qualité, des troubles dyspeptiques sérieux soient la conséquence de cette richesse. Les qualités de digestibilité du lait de femme pourront peut-être aboutir dans ces conditions à une augmentation anormale de poids ; les désordres digestifs seront l'exception.

Quand l'enfant est au biberon, il n'en est plus de même. Aussi les méfaits de la suralimentation s'observent-ils presque exclusivement dans l'allaitement artificiel.

L'enfant qui est au sein se fatigue de sucer le mamelon ; la force qu'il lui faut déployer pour aspirer le lait s'épuise à un moment ; ce moment répond à l'issue des dernières gouttes de lait contenues dans les canaux galactophores.

L'enfant au biberon absorbe le lait sans aucune difficulté, l'effort de succion est minime à côté de celui nécessité par l'allaitement au sein, la rapidité de la tétée est beaucoup plus grande, l'enfant croit avoir encore faim quand il a bu une dose de lait abondante. Enfin les qualités de digestibilité du lait animal sont très inférieures à celles du lait de femme. La suralimentation est plus dangereuse, les incidents plus fréquents. Mais cette faute de régime n'est pas si redoutable qu'on l'a cru, si le lait donné à l'enfant est un lait bien stérile.

L'enfant alimenté avec du mauvais lait. — Nous estimons pouvoir affirmer que la grande majorité des accidents digestifs observés dans l'allaitement artificiel relève surtout de l'absence des soins apportés au maniement du lait depuis le moment de la traite jusqu'à l'heure de la tétée. Les causes de pollution si nombreuses qui se présentent dans ce laps de temps sont de nature à provoquer des infections intestinales, de véritables intoxications digestives. Ce sont elles qui engendrent les redoutables diarrhées estivales, ce sont elles qui sèment la mort dans les crèches, dans toutes les agglomérations où les germes morbides développent toute leur puissance toxique.

C'est par une diarrhée profuse que se révèlent ces symptômes de l'empoisonnement du tube digestif ; les selles vertes ou les selles liquides et blanches, d'une fétidité écœurante, se succèdent plusieurs fois par heure. Les vomissements accentuent encore cette perte de liquide. La température s'élève ; le nez se pince, les yeux s'excavent. En quelques heures, le pauvre petit a perdu plusieurs centaines de grammes.

Ce n'est pas la suralimentation qui est la véritable cause de ces troubles toxiques, c'est l'infection d'un lait, trait depuis trop longtemps, par des mains septiques, conservé dans des récipients non lavés, exposé aux poussières, aux émanations malsaines, où les mouches viennent ensemencer ce merveilleux bouillon de culture des germes puisés à des sources putrides.

Vomissements, diarrhée, amaigrissement, tels sont les principaux symptômes de cette déplorable alimentation qui condamne non pas l'allaitement artificiel, mais ceux qui le manient.

On comprendra désormais que nous nous soyons longuement étendu sur l'étude de toutes les mesures rigoureusement nécessaires qui, si elles sont respectées, permettront un allaitement très satisfaisant à ceux qu'un sort malheureux a privés du sein de leur mère.

Traitement de la diarrhée des nourrissons. — Quand survient une débâcle diarrhéique, que doit-on faire en attendant le médecin ?

La première mesure à prendre est de suspendre complètement l'alimentation lactée. Quelle que soit la qualité du lait absorbé, il y a intérêt à supprimer l'apport dans l'intestin d'une substance alimentaire que la muqueuse digestive n'est pas en état de transformer utilement pour les besoins de l'organisme. La flore microbienne exalterait à son contact sa virulence, la débâcle diarrhéique n'en serait qu'aggravée.

Par contre l'enfant, perdant une certaine quantité de liquide, voit ses forces diminuer. On suppléera donc à cette déperdition en lui donnant une quantité d'eau suffisamment abondante. Pour en faciliter l'absorption, on combattra le goût trop fade de l'eau bouillie par l'adjonction d'une cuillerée à café de sucre en poudre.

L'emploi de l'eau de riz est également très recommandé.

On fait bouillir deux cuillerées à soupe de riz dans un litre d'eau, la durée de l'ébullition sera prolongée jusqu'à ce que la quantité totale de liquide égale environ trois quarts de litre ; par adjonction d'eau bouillie, on peut ramener le volume total au litre. On passe, on sale et on sucre légèrement.

Le Dr Guinon préconise l'emploi de la solution suivante :

Bicarbonate de soude................	} aâ 5 gr.
Chlorure de sodium..................	
Eau	1 litre.

en solution stérile.

Le bouillon de légumes. — Quand les phénomènes aigus se sont amendés, l'emploi du bouillon de légumes permet de soutenir les forces de l'enfant en attendant la reprise de l'alimentation.

Nous donnons ici les formules empruntées à MM. Méry et Comby.

Formule du Dr Méry.

Eau.......................	1 litre
Pommes de terre	65 gr.
Carottes	65 gr.
Navets	25 gr.
Haricots et pois secs....................	25 gr.

Faire cuire pendant 3 heures et ajouter 5 grammes de sel en ayant soin de ramener la quantité au litre.

Passer le bouillon.

Ajouter ensuite une cuillerée à café de farine de riz pour 100 grammes de bouillon et laisser cuire un quart d'heure.

La formule du Dr Comby n'exige pas des pesées aussi rigoureuses et prescrit :

Faire bouillir 3 heures dans 3 litres d'eau une cuillerée à soupe (30 grammes) de :

Blé	
Orge perlé..............................	
Maïs concassé...........................	bruts ou
Haricots secs...........................	décortiqués.
Pois secs...............................	
Lentilles	

Les légumes décortiqués donnent un bouillon plus nourrissant.

A la fin de la cuisson, ajouter 5 grammes de sel. On passe ; il reste environ un litre de bouillon qu'on ne gardera pas plus de 24 heures.

Des analyses pratiquées par le Dr Chevallier ont montré qu'il ne s'agissait là que d'une décoction extrêmement pauvre en matières organiques. Il faut donc y voir un moyen de passage pour soutenir les forces de l'enfant épuisé par une débâcle diarrhéique.

Le médecin jugera du moment opportun pour reprendre l'alimentation lactée ; s'il peut être nuisible d'y recourir de façon trop précoce, il est également mauvais de prolonger outre mesure la diète hydrique même au bouillon de légumes. L'emploi du lait homogénéisé ou du lait surchauffé, encore mieux le lait de femme, permet de reprendre une alimentation progressive sans avoir à redouter le retour des troubles digestifs.

Il est également recommandé, pendant la crise, de combattre la toxicité du milieu intestinal par un lavement quotidien à l'eau bouillie sans pression ; ce serait un tort d'en prolonger l'emploi outre mesure.

Les autres médications, boisson lactique, purgatifs, etc... trouvent parfois leurs indications ; c'est au médecin de les apprécier.

Constipation. — Ce n'est pas une des moindres causes de souci pour les mamans que la tendance à la constipation observée chez nombre de nourrissons.

Mais avant de conclure à ce diagnostic, il faut être sûr que la rareté des selles ou leur consistance trop ferme ne relève pas d'une insuffisance de l'alimentation. Quand, en effet, par suite d'un abus dans la réglementation des tétées, l'enfant n'absorbe pas la quantité de lait nécessaire à son accroissement, ses digestions deviennent moins nombreuses. L'utilisation de l'aliment est presque totale et le déchet insignifiant. Il s'agit là d'une « fausse constipation » qui cédera à un régime quantitatif normal.

Par contre, il est des cas très fréquents où, malgré un apport alimentaire normal, les nourrissons présentent une constipation réelle.

Le fait peut s'observer chez des enfants au sein ; mais il est beaucoup plus fréquent dans l'allaitement artificiel au lait stérilisé. Les selles sont grises, pâteuses, volumineuses, sèches, l'expulsion difficile.

Pour combattre cette constipation, il suffit souvent de favoriser l'évacuation par l'emploi de suppositoires ou l'introduction à l'aide d'une petite poire d'une petite quantité d'huile d'olives.

Tous les sirops laxatifs ne sont pas bons pour les tout petits ; nombre d'entre eux contiennent des substances irritantes.

M. Variot recommande la formule suivante :

Folioles de séné.............................. 10 gr.
Eau... 150 gr.

Faire infuser et macérer 24 heures.
Ajouter : sucre : 180 %.
Donné tous les 3 ou 4 jours, ce sirop combat avantageusement la constipation sans donner de coliques.

La manne en larmes (10 à 20 grammes dans du lait chaud), la magnésie calcinée (10 grammes) sont de bons médicaments.

L'huile de ricin sera réservée aux constipations plus rebelles.

En général, quand vient la période où l'on peut donner des bouillies, la tendance à la constipation s'atténue notablement.

Maladies aiguës de l'appareil respiratoire. — Ces affections comportent un traitement que seul le médecin peut fixer. Il est bon de connaître le mode d'application des principaux moyens de traitement des états aigus : cataplasme sinapisé, bain sinapisé, enveloppement humide.

Les mères sauront également que le moindre rhume et à plus forte raison les bronchites et autres complications imposent un régime alimentaire modéré, sous peine de voir survenir des désordres digestifs qui aggraveraient la maladie.

Le cataplasme sinapisé. — Tout le monde croit savoir faire un cataplasme sinapisé, mais fort peu le font bien.

Nous donnons ici la méthode la plus pratique.

On fait une bouillie homogène et épaisse de farine de lin, en versant dans une petite quantité d'eau chaude une dose progressivement plus forte de farine. On malaxe soigneusement. On prend une grande lame de mousseline mouillée ; on la plie en deux feuillets d'une longueur et d'une largeur en rapport avec la circonférence thoracique du malade. Entre ces deux feuillets on étend la bouillie de farine de lin en fermant le sachet et en passant le bord de la main sur la mousseline. A la surface de cette dernière on saupoudre de la farine de moutarde fraîche et on applique par-dessus une nouvelle lame de mousseline. Cela fait on frotte légèrement avec la pulpe des doigts jusqu'à formation d'une mousse savonneuse qui exhale l'odeur de la moutarde et provoque un picotement des yeux. A ce moment le cataplasme est prêt à être appliqué.

L'avantage de cette méthode est d'éviter la persistance à la surface de la peau, une fois le cataplasme enlevé, de grains ou de grumeaux de farine de moutarde qui agacent l'enfant et le font pleurer inutilement.

Quand le cataplasme est prêt, il est étendu sur une ceinture de flanelle ou mieux une couche-serviette de largeur et de longueur plus grandes que lui. Le tout est étendu sur le lit de l'enfant, débarrassé de l'oreiller ; l'enfant, le torse à nu, est couché sur le cataplasme, côté moutarde. Les deux extrémités en sont rabattues sur la poitrine. Puis celles de la serviette le sont à leur tour et fixées sur le côté par des épingles anglaises.

Le cataplasme sinapisé ne doit pas être préparé avec de l'eau trop chaude, mais seulement chaude, le dos de la main doit en supporter aisément le contact ; sinon, on détruit l'action de la moutarde et on brûle l'enfant. Que de fois nous avons vu de pauvres enfants porteurs d'une large cicatrice de brûlure du dos ou de la poitrine due à l'application d'un cataplasme sinapisé trop chaud !

Il n'y a pas un temps précis de maintien du cata plasme sinapisé. Il faut toutes les trois ou quatre minutes en soulever un coin et surveiller. Quand la peau est bien rouge, on enlève le cataplasme. On essuie la peau avec un linge sec et on saupoudre de talc.

Le bain sinapisé. — Dans certaines maladies (bronchite intense, congestion pulmonaire, broncho-pneumonie, etc...) le cataplasme sinapisé peut ne pas suffire. Il faut donner un bain sinapisé.

Dans la baignoire d'enfant, on place un sachet de linge ou un nouet, contenant environ 60 grammes de farine de moutarde, et qu'on a au préalable trempé dans l'eau froide. On remplit progressivement la baignoire d'eau tiède et à mesure on tord le nouet en évitant de le laisser s'ouvrir ou de le déchirer. On ajoute ensuite la quantité d'eau voulue et à la température fixée par le médecin.

Pendant la durée du bain, on a soin de soutenir le menton de l'enfant avec la paume de la main droite pour protéger les yeux contre le dégagement de l'odeur de moutarde, tandis que la main gauche soutient le dos. Une autre personne promène la main sur le corps de l'enfant.

Après le bain, le bébé est immédiatement étendu sur un drap chauffé, puis enroulé. Une couverture complète l'enveloppement.

Quelques minutes après, il est séché, poudré, puis couché dans son berceau.

L'enveloppement humide. — Ce mode d'enveloppement trouve son application dans certaines affections aiguës de l'appareil respiratoire ou dans diverses maladies générales s'accompagnant de fièvre intense.

La préparation est la suivante :

Avec de la tarlatane pliée en 12 à 16 épaisseurs, on confectionne une bande épaisse, de hauteur et de longueur évaluées par mensuration du thorax de l'enfant. On la trempe dans de l'eau à la température fixée par le médecin, en général celle de la pièce. On l'essore soigneusement et on l'étend à plat sur une lame de même dimension au moins de taffetas gommé, et celle-ci sur une couche-serviette ou mieux une large ceinture de flanelle. On couche l'enfant, torse nu, sur la bande mouillée, dont on relève et on croise les extrémités sur la poitrine. On procède de même pour le taffetas, puis pour la ceinture de flanelle qu'on fixe par des épingles anglaises.

Cet enveloppement est laissé à demeure pendant un temps variable suivant les cas.

Troubles nerveux. Convulsion. — Que faire en présence d'une convulsion dans l'attente du médecin ?

Il faut en premier lieu dégager le cou et la poitrine de l'enfant de tout ce qui peut gêner sa respiration ; pendant ce temps, une autre personne préparera un bain chaud (35°-37°) dans lequel l'enfant sera maintenu dix minutes à un quart d'heure. Dans le bain, l'enfant sera soutenu en sorte que le thorax n'ait pas à supporter le poids d'une couche d'eau trop lourde. Une autre personne massera doucement la surface du tronc et des membres. On maintiendra sur les cheveux un carré de linge trempé dans l'eau froide qu'on changera fréquemment.

XXI

TROUBLES DE CROISSANCE

AMAIGRISSEMENT SIMPLE.
HYPOTROPHIE. — ATROPHIE. — ATHREPSIE.
HYPERTROPHIE.
CROISSANCE ET HÉRÉDITÉ.

TROUBLES DE CROISSANCE

La moindre manifestation anormale prolongée dans la santé de l'enfant du premier âge entraîne un arrêt d'accroissement ou une perte de poids.

Suivant sa bénignité ou au contraire sa gravité, suivant sa durée, suivant sa nature, les appareils de pesée et de mensuration enregistreront à des degrés variables sa répercussion sur la croissance.

Pour bien apprécier ces degrés, il ne suffit pas de connaître le poids ; la notion de taille est indispensable ; ces deux facteurs sont connexes ; vouloir les séparer ne laisserait qu'une notion très vague de l'intensité du trouble apporté à la santé de l'enfant ; au contraire tenir compte de l'un et de l'autre nous renseigne avec le maximum de précision.

Dans les services de médecine de l'hospice des Enfants assistés, tous les enfants sont pesés et mesurés à leur entrée et au cours de leur séjour à des intervalles réguliers. Cette méthode, instituée par le Dr Variot, médecin en chef de l'hôpital, donne des renseignements d'autant plus utiles qu'il s'agit pour la plupart d'enfants abandonnés par leurs parents et qu'on ignore les circonstances antérieures qui ont pu troubler leur développement. Si, dans la pratique courante, on se trouve en présence d'un nourrisson malade dont la pesée et la mensuration révèlent un retard dans son accroissement, on pourra toujours par un interrogatoire des parents confirmer les soupçons sur la gravité et la durée de la maladie causale.

Nous allons envisager les degrés divers de ces troubles de croissance suivant leur intensité.

1° Amaigrissement simple. — C'est le premier degré d'un arrêt de développement.

Que chez un enfant jusque-là bien portant survienne un incident banal : diarrhée, rhume avec poussée fébrile, poussée dentaire, il se produit un déséquilibre dans la nutrition générale. L'enfant ne prend pas de poids ou même il en perd.

Il en sera de même chez un enfant au sein si les tétées sont rationnées à l'excès ou la sécrétion lactée insuffisante, chez un enfant au biberon si la dose de lait ou son mode de coupage ou sa composition qualitative ne répondent pas à la normale.

L'enfant simplement amaigri est en même temps un peu pâle, moins vivant, grognon, criard. La palpation des cuisses, des jambes donne une impression de mollesse des tissus.

Dès que la maladie causale est guérie ou l'erreur d'alimentation corrigée, on voit l'enfant reprendre rapidement un accroissement normal.

2° Hypotrophie (Dr Variot). — Sous ce nom, le Dr Variot définit la dissociation de croissance pondérale et staturale.

Ici le poids n'est plus seul touché, la taille l'est également. L'enfant n'est donc plus seulement un amaigri.

Une cause anormale, maladie ou erreur d'alimentation prolongées, a enrayé le développement de l'enfant au point même que son allongement en hauteur en subit le contre-coup, diminue d'activité ou s'arrête complètement.

Un exemple précisera cette explication.

Un enfant de 6 mois pèse en moyenne 7 kilogs et mesure 0 m. 64. Mais s'il a souffert de façon prolongée soit d'une affection chronique, soit d'une insuffisance d'alimentation, nous pourrons constater chez lui des chiffres très inférieurs, tels que 4 kgs 700 et 62 centimètres.

Cette notion a une importance pratique considérable. M. Variot, dans de multiples publications scientifiques, en a montré toute la portée. Il est arrivé à prouver qu'à part certaines affections chroniques, c'était presque toujours l'hypoalimentation qui était à la base de l'hypotrophie. Il en a donné la preuve la plus éclatante en montrant que, chez des enfants ainsi frappés dans leur développement, il suffisait de rendre une ration alimentaire qualitativement et quantitativement suffisante pour voir la courbe d'accroissement reprendre une évolution normale et les attributs pondéral et statural en rapport avec l'âge se récupérer dans l'espace de quelques semaines.

Le petit hypotrophique est donc un enfant de poids et de taille au-dessous de la normale avec prédominance du retard d'accroissement en poids.

Quand ce trouble est dû à une maladie chronique,

tuberculose par exemple, il est aisé de comprendre que son pronostic est beaucoup plus grave et que les efforts faits pour rétablir le cours de la croissance resteront souvent négatifs.

S'il s'agit d'un enfant qui a souffert longtemps d'une alimentation malsaine (mauvais lait, usage prématuré des farines, suralimentation, etc...), le temps nécessaire à la guérison dépendra non seulement des règles de réalimentation qui seront observées par la suite, mais aussi de l'état du tube digestif et de son pouvoir d'assimilation. Même dans ces cas, le pronostic reste le plus souvent favorable, à en juger par les nombreux enfants que nous avons pu observer, qui avaient longtemps pâti de fautes d'hygiène alimentaire et qui ont repris un bon accroissement avec une nourriture faite de lait de femme ou même de lait homogénéisé et surchauffé.

Mais c'est surtout dans l'hypotrophie directement liée à l'hypoalimentation que les effets du redressement de cette erreur du régime fournissent les résultats les plus rapides et les plus satisfaisants. On voit dès les premiers jours ces petits êtres reprendre une courbe d'accroissement intense, la température qui était tombée au-dessous de la normale s'élève à 37°, le teint se recolore, la constipation ou la fausse diarrhée laissent place à des déjections bien liées et de belle couleur, les tissus se raffermissent, les vomissements se calment peu à peu ; en quelques semaines l'enfant a recouvré la santé.

Atrophie infantile. — C'est un degré plus accusé encore, mais aussi plus grave que l'hypotrophie. Accroissement pondéral et accroissement statural sont profondément entravés. C'est ainsi qu'on voit des enfants de 7 mois peser le poids de naissance et mesurer 54,57 centimètres, taille de 1 ou 2 mois. Les causes sont les mêmes, mais leur intensité, leur durée sont plus grandes encore. Il s'agit de nourrissons qui ont gravement pâti. Néanmoins il ne faut pas désespérer de les sauver. Avec beaucoup de patience on peut y arriver ; si aucune autre cause n'intervient, infections cutanées, tuberculose, etc... et si la muqueuse digestive est en état d'assimiler le bon lait qu'on lui donne, on est en droit d'espérer la guérison. Mais il faut bien savoir que pour cela tout est dans la qualité du lait et dans la fixation d'une ration alimentaire judicieuse. Ces enfants ont besoin d'une ration forte pour récupérer les forces perdues. Mais si on part du principe des 100 grammes par kilogramme de poids, il n'y a rien à espérer. L'enfant périclitera et sera à la merci de la moindre infection qui surviendra.

En se basant sur la notion de taille, on se rapprochera de la ration nécessaire à la reprise d'accroissement.

Athrepsie. — L'athrepsie, dont on doit à Parrot les belles descriptions, représente la phase ultime du dépérissement du nourrisson. Elle indique un trouble profond de ses fonctions de nutrition. La muqueuse digestive n'est plus apte à utiliser les substances alimentaires. La guérison est rarement obtenue. Mais avec un tout petit, il ne faut pas perdre espoir. L'atrophie et l'athrepsie sont voisines. Beaucoup de patience, beaucoup de soins et peut-être pourra-t-on sauver l'enfant

13.

L'enfant hypertrophique. — Nous avons eu surtout en vue les conséquences des fautes de régime qui se traduisent par un retard d'accroissement.

Inversement il est des cas où, sous l'influence d'une alimentation excessive, l'accroissement est exagéré. Il s'agit alors d'enfants volumineux, d'enfants trop gros, d'enfants bouffis. Pesons et mesurons ces enfants. Que voyons-nous ? Ces enfants sont trop lourds pour leur taille. Par exemple, à six mois, ils pèseront 8 kgs 500 (poids moyen de 10 mois), mais mesureront 0 m. 64 (taille normale). Il y a tout lieu d'admettre une part notable de suralimentation. Le lait qu'ils ont absorbé était sans doute de bonne qualité, puisque aucun désordre digestif n'est venu interrompre cet excessif développement (ce sont le plus souvent des enfants nourris au sein), mais ils sont néanmoins exposés à une crise intestinale aiguë ou présenteront des poussées d'eczéma.

Ce n'est cependant pas toujours la suralimentation qui est en jeu ; l'enquête peut démontrer que les tétées répondent à des rations très normales. Dans ces cas, un autre facteur causal intervient, il nous est fourni par l'examen des parents. En effet on voit que le père ou la mère ou les deux sont obèses ; l'enfant a hérité de ce type morphologique. Il utilise à l'excès pour ainsi dire l'alimentation qu'on lui donne et en transforme les éléments en graisse.

On peut voir encore dans ces cas combien est utile la notion comparative du poids et de la taille. Si on se base exclusivement sur la notion de poids, on s'apprête à admirer l'enfant hypertrophique et à lui donner le premier prix au concours des bébés. Et cependant demain arrivera une crise intestinale qui lui fera perdre plusieurs centaines de grammes. Si on l'avait mesuré, on aurait au contraire constaté qu'il était trop gros pour son âge.

Donc l'enfant doit être *harmonique*. On pourra dire d'un enfant de six mois qu'il est très bien constitué si, pesant 8 kgs 500, il mesure 0 m. 68 environ, mais on ne dira pas de même s'il ne mesure que 0 m. 64.

Croissance et hérédité. — Le rôle de l'hérédité dans le déterminisme du type morphologique ; nous avons montré notamment l'influence de l'obésité. De même il est des enfants qui, nés de parents grands, auront de bonne heure un accroissement de taille plus accusé que d'autres sujets du même âge, aussi avons-nous apporté une certaine réserve en étudiant les tables de croissance communiquées (page 29).

Mais en influençant la taille d'un enfant, l'hérédité influence du même fait le poids. Pesez et mesurez les enfants nés de parents de haute stature et vous retrouverez cependant une harmonie entre leur taille et leur poids. Vous noterez seulement que les chiffres relevés répondent à ceux d'un âge plus avancé que celui indiqué par nos tables, sinon exactement, du moins à peu de chose près. Telle mère dira : « Mon enfant pesait à la naissance 4 kilogs. » C'est fort possible mais il mesurait certainement au-dessus de 50 centimètres. La chose est facile à vérifier couramment. Vous verrez bien rarement un enfant venir au monde pesant 4 kilogs et ne mesurant que 50 centimètres. Pour notre part, nous ne l'avons jamais observé.

Quant aux types pathologiques où l'hérédité

exerce son influence, ils laissent envisager un tout autre côté du problème. Nous l'avons esquissé en passant en étudiant la débilité congénitale. Nous n'y reviendrons pas ; néanmoins nous ne saurions passer sous silence le rôle des grandes infections et surtout des grandes intoxications qui dans certaines familles et surtout dans certaines contrées influent gravement sur la croissance des nourrissons. L'alcoolisme, cette grande tare de déchéance humaine, n'est pas une des moindres. Mais elle exerce son action de façon précoce ; c'est alors qu'il est encore dans le sein maternel que l'enfant de l'alcoolique est frappé dans son développement. Il arrive au monde profondément atteint et en porte les stigmates par ce premier signe déjà grave : la débilité de naissance. Son poids et sa taille sont notablement au-dessous des chiffres moyens. S'il n'a pas pour lui le lait maternel ou celui d'une nourrice dévouée, s'il n'est pas entouré des soins les plus minutieux, il est appelé à disparaître de bonne heure. Il suffit, pour s'en rendre compte, de consulter les statistiques de mortalité infantile. Au premier rang se trouve la débilité de naissance. Poursuivez votre enquête et vous trouverez parmi les causes les plus redoutables : l'alcoolisme.

XXII

NATALITÉ ET MORTALITÉ INFANTILE

NATALITÉ ET MORTALITÉ INFANTILE

La statistique officielle du mouvement de la population en France avant la guerre 1914-1918 (annexe du *Journal officiel*, 13 juin 1913) nous apprend que, pendant l'année 1912, il s'est produit 750.651 naissances d'enfants venus au monde vivants et 692.740 décès d'enfants ou de personnes adultes, — soit un excédent de 57.911 naissances, dû surtout à l'importante diminution du nombre des décès (84.243 de moins qu'en 1911), le plus bas qu'on ait constaté en France jusqu'à cette époque.

1911 avait vu disparaître un plus grand nombre d'enfants en bas âge que 1910 ; aussi, comme on l'a observé assez fréquemment depuis 1870, s'était-il produit en 1912 plus de naissances qu'en la meurtrière année précédente, bien des parents éprouvés ayant semblé ne pas avoir pu supporter que la place des chers petits disparus restât vide au foyer familial.

L'accroissement relatif de la population, pour 10.000 habitants, s'était relevé ainsi à 15 ; il était tombé à 7 pendant la période 1906-1910 et il avait

fait place en 1911 à une diminution de 9 pour
10.000 habitants. Pendant cette même période 1906-
1910, l'empire allemand, l'Angleterre et l'Italie,
pour ne citer que ces trois États, s'étaient enrichis
d'un excédent annuel de 141, 116 et 115 naissances
pour 10.000 habitants, et l'excédent total de 1911,
dernière période vérifiée, s'était élevé à 740.000 naissances en Allemagne, alors que nous comptions en
France un excédent de 34.869 décès ! Ce n'est pas
que la natalité n'eût diminué dans les autres États
comme en France, mais ils gardaient du passé une
forte avance, tandis que nous avions perdu ce pres-
tigieux élément de force, de sécurité, de dignité
nationale qu'est « le nombre ». L'éminent philo-
sophe Boutroux, reçu par l'Académie française le
23 janvier 1912 au fauteuil du savant général
Langlois, se demandait alors si « la vaillante et
joyeuse confiance dans l'avenir, qui anime les
peuples attachés à leurs traditions et voués à un idéal,
est, chez nous, en train de faire place à cette reli-
gion morne du bien-être et de l'indépendance indi-
viduelle qu'installe sournoisement l'égoïsme dans
les âmes d'où la foi s'est retirée ».

Le nombre des enfants déclarés vivants (750.651)
en 1912 était supérieur de 8.537 au nombre correspondant de 1911, mais il était inférieur de 23.739
à celui de 1910.

Et pourtant il n'est guère d'autre pays d'Europe
que la péninsule des Balkans avant la guerre où
la nuptialité soit plus forte qu'en France. On a enregistré chez nous, en 1912, 311.929 mariages, nombre
supérieur de 4.141 à celui de 1911 et « le plus élevé
qu'on ait constaté depuis 1873 » (exception faite

des deux années 1908 et 1909). Il représente **une**
proportion de 158 nouveaux mariés pour 10.000 habitants, alors que le taux moyen des dix dernières
années avant la guerre calculé pour notre pays **a**
été de 155 pour 10.000, voisin de ceux de l'Angleterre et de l'Italie (154), légèrement inférieur à
ceux de l'empire allemand (159) et de la Belgique
(158). On ne peut donc que constater avec une
surprise attristée la proportion de 75 % environ
qui appartenait en France, sur un ensemble de
11.317.744 familles, aux quatre groupes principaux
de ce dénombrement :

— celles qui n'ont pas d'enfants : 1.805.714 = 15 % ;
— celles qui n'ont qu'un enfant : 2.567.571 = 22 % ;
— celles qui ont deux enfants : 2.661.978 = 23 % ;
— celles qui ont trois enfants : 1.643.425 = 14 %.
Le quatrième quart, formé des autres groupes, comprend
2.639.096 familles possédant de 4 à 16, 17 et 18 enfants.

Ces trois dernières catégories, vraiment patriar-
cales, se composaient de 79,34 et 45 familles qui ne
peuvent exister que dans le Nord, la Bretagne, sur
les frontières de l'Est, en Limousin ou en Corse.
Depuis la publication de ces statistiques, l'Allemagne a déclanché la guerre la plus effroyable que le
monde ait jamais connue. La France y a perdu le
meilleur d'elle-même. On a dit, avec raison, que la
diminution de la natalité en France avait poussé
le kaiser à nous déclarer la guerre ; il était con-
vaincu que ses hordes barbares auraient raison **en**
quelques semaines de notre armée si inférieure **en**
nombre. Nos héroïques soldats ont redoublé de vail-
lance ; suppléant par leurs qualités sublimes à notre
insuffisance numérique, l'odieux ennemi est écrasé.

Mais que de morts, que de mutilés ! Un impérieux devoir nous impose de réparer l'horrible brèche. Augmentons notre natalité et faisons tous nos efforts pour réduire la mortalité infantile. Tel est le but que se propose ce modeste précis.

Les statistiques fournies dans la première année qui a suivi la démobilisation sont très encourageantes, car elles traduisent une notable recrudescence du nombre des naissances. Le jour où les pouvoirs publics auront réalisé la grande œuvre de protection de l'enfance et des soutiens aux familles nombreuses, le problème sera en grande partie résolu.

Mortalité infantile. — Il est encore heureux pour nous que la mortalité infantile moyenne (13 %) d'avant-guerre soit parmi l'une des plus basses et surtout notablement inférieure à celle des nations à forte natalité comme l'Allemagne et la Russie.

Une étude comparative sur la mortalité, suivant les différents mois dans le cours de la première année, nous apprend qu'elle diminue à mesure que l'enfant avance en âge :

1er mois	51.650	enfants
2e —	19.140	—
3e —	15.190	—
pour les 9 autres mois......	64.000	— environ

Le taux très élevé du 1er mois tient à la très grande fragilité des enfants nés avant terme ou qui pour une autre cause viennent au monde débiles ; leur extrême sensibilité au froid, la nécessité presque absolue d'un allaitement au sein expliquent comment ils résistent mal s'ils ne sont entourés des soins les plus minutieux.

Si nous étudions et comparons les diverses causes de mort dans les douze premiers mois de la vie, nous voyons que, d'après Budin, sur 1.000 enfants qui succombent :

```
meurent de gastroentérite.....................  384,70
   —    des affections des voies respiratoires...  147.00
   —    de débilité congénitale................  170,00
   —    de tuberculose.......................   24,70
   —    de maladies contagieuses.............   49,60
diverses causes non dénommées ci-dessus.......  222,00
```

Il est aisé de comprendre qu'avec les saisons, varient les causes ; mais c'est surtout le mode d'allaitement qui influe sur cette mortalité ; si l'allaitement au sein était plus répandu, les débiles mourraient moins, les gastroentérites seraient moins graves.

La saison chaude, de juin à octobre inclusivement, est la plus meurtrière. Elle reconnaît pour cause l'abus de l'allaitement artificiel, mais surtout l'absence de soins apportés dans sa pratique.

Parallèlement à l'influence des saisons, s'exerce l'influence des pays. Il est certain que les régions du Midi entretiennent pour une plus grande part la mortalité par gastroentérite ; celles du Nord sont plus redoutables pour les débiles si sensibles au froid.

Donc, pour combattre et réduire au minimum la mortalité infantile, il faut surtout lutter contre ses principales causes : diarrhées infantiles, débilité congénitale, c'est-à-dire prôner par tous les moyens l'allaitement maternel, assurer aux enfants à qui cette nourriture est refusée une alimentation de lait de bonne qualité et de stérilité absolue, en surveiller la pratique, en apprendre les lois, favoriser enfin aux mères le moyen de conduire leur grossesse jusqu'au bout sans que le surmenage ne vienne en interrompre brutalement l'évolution.

C'est à l'étude de toutes ces œuvres, dites de protection de l'enfance, que nous consacrerons le chapitre suivant.

XXIII

LES ŒUVRES DE PROTECTION
DU PREMIER AGE

LA LOI ROUSSEL. — CONSULTATIONS
DE NOURRISSONS.
GOUTTES DE LAIT. — CRÈCHES. — POUPONNIÈRES.
MUTUALITÉS MATERNELLES.
INSTITUTS DE PUÉRICULTURE.

LES ŒUVRES DE PROTECTION DU PREMIER AGE

A mesure que progresse la civilisation, la lutte est chaque jour plus âpre. Loyers, denrées alimentaires, tout devient plus cher ; malgré tous les efforts de législation sociale, les inégalités s'accusent et plus grand est progressivement le nombre de ceux que les plus stricts principes d'humanité obligent à soutenir. Une nation qui tient à conserver son rang dans l'équilibre mondial se doit de favoriser de son mieux la protection des générations nouvelles. Tous les cœurs français ont depuis longtemps compris la portée de cette vérité ; c'est au sein de notre pays que sont nées les premières institutions de cette forme de défense sociale ; les nations étrangères n'ont fait que les copier. Plus que jamais, au lendemain d'une guerre si meurtrière, il est temps d'agir avec énergie.

Il ne sera donc pas inutile d'apprendre à nos lectrices ce qui jusqu'à maintenant a été fait pour les tout petits. Fidèles au souvenir des joies et des angoisses de la maternité, elles mettront toute leur énergie, toute leur activité, à soulager de façon utile ceux qu'un destin malheureux menace chaque jour ; leur intelligence et leur cœur unis dans un élan de pieuse fraternité feront de nos sœurs les collaboratrices toujours prêtes à nous assister dans l'effort de solidarité qui doit maintenir notre chère France au premier rang des nations civilisées.

Ce ne sera pas une de nos moindres joies si nous apprenons un jour que nos gracieuses lectrices ont aimé à s'éclairer en lisant ces lignes sur ce que doit être dans un grand pays comme le nôtre l'œuvre de préservation des tout petits.

La loi Roussel. — Le premier effort social devait viser à faire respecter le droit absolu de l'enfant au lait maternel, c'est-à-dire à restreindre à des limites légitimes les excès de l'industrie nourricière. Favoriser à des femmes le moyen de vendre leur lait était exposer à une mort facile de pauvres petits êtres frustrés dans leurs droits les plus stricts au profit d'autres plus favorisés par la fortune. L'allaitement par la nourrice mercenaire exposait des mères à se soustraire à leurs devoirs alors qu'aucune raison suffisante ne légitimait cette grave injure aux lois de la nature. Ce qui aurait dû rester une exception réservée à quelques circonstances inéluctables devenait une règle générale.

C'est alors qu'un homme aux sentiments élevés, ému de ce commerce trop florissant, demanda à nos représentants au Parlement de mettre un frein à ces excès. F. Roussel obtenait en 1874 la discussion suivie du vote rapide de la loi humanitaire qui porte son nom. On ne peut que regretter les cas trop nombreux encore où elle cesse d'être appliquée.

Cette loi prescrit en particulier que tout enfant âgé de moins de 2 ans, placé en nourrice hors du domicile de ses parents, devient l'objet d'une surveillance. Elle désigne des médecins inspecteurs chargés de visiter les enfants dans leurs circonscriptions. Elle impose la déclaration à toute personne qui place un enfant en nourrice, au sevrage ou en garde en échange d'un salaire. Elle place les nourrices sous le contrôle du maire et du médecin. Elle prescrit enfin que nulle femme ne peut se placer comme nourrice tant qu'elle n'a pas allaité son enfant pendant sept mois.

On peut dire qu'en obtenant du Parlement le vote de cette loi, F. Roussel a considérablement diminué le taux de la mortalité infantile.

Consultations de nourrissons. — En 1892, Budin, alors médecin-accoucheur à la Charité, organisa comme annexe à la Maternité qu'il dirigeait la première consultation de nourrissons.

Sans doute des œuvres philanthropiques avaient antérieurement avec Marjolin à Paris, Hergott à Nancy, cherché à stimuler l'allaitement maternel.

Budin établit le contrôle des nourrissons, mais il ne voyait que des enfants allaités au sein, la proportion de ceux au biberon ne dépassait guère 6 °/₀.

Cet effort louable devait permettre à son auteur d'apprécier les avantages de l'allaitement maternel, mais il n'avait pas de ce fait une portée considérable, car tout le monde sait combien à lui seul ce mode d'alimentation est le meilleur moyen de préservation de l'enfance. Les consultations de nourrissons eurent surtout pour effet la stimulation de l'allaitement maternel et l'appui de tout ordre des dames patron-nesses auprès des jeunes mères.

Il reste bien entendu que dans les campagnes ce mode de contrôle de l'élevage ne trouve pas son application rationnelle, car il serait de la plus regret-table imprudence de transporter des enfants à dis-tance dans le but de cette visite. C'est alors au médecin au cours de ses tournées de pratiquer cette surveillance.

Les Gouttes de lait. — Mais il fallait combler la lacune laissée par l'œuvre de Budin qui n'exercerait pas son action protectrice sur les enfants plus mal-heureux que des circonstances sociales impérieuses condamnaient à l'allaitement artificiel.

« Le 1er juillet 1892 fut ouvert à Paris le dispen-saire gratuit de Belleville, pour les enfants malades de ce quartier populaire. Cet établissement avait été fondé par donations volontaires, sur l'initiative du Dr Variot, qui l'avait placé sous le haut patronage de la Ville de Paris et de plusieurs philanthropes, notamment de Jules Simon, le célèbre homme d'État, du Dr Cadet de Gassicourt, etc... Il faut remarquer que cette policlinique infantile, absolu-ment indépendante de l'Assistance publique, est administrée par une société privée de bienfaisance. Dès l'ouverture du dispensaire, en juillet 1892, c'est-à-dire à l'époque où Budin avait organisé à la Charité sa première consultation de nourrissons, on nous apporta un très grand nombre de nourrissons au biberon atteints de diarrhée estivale ou de troubles digestifs plus ou moins graves ; déjà nous avions observé les heureux effets de la stérilisation du lait pour préserver les bébés contre ces accidents si redoutables, et nous nous adressâmes à une compagnie industrielle pour obtenir du lait stérilisé de bonne qualité et à prix réduit. »

Par la suite, M. Variot put dans ce vaste champ d'observation juger des précieux effets du lait stérilisé dans l'allaitement artificiel. C'est de là, puis de son service de l'hôpital des Enfants assistés, que sont sortis ses admirables travaux sur les laits surchauffés, les laits homogénéisés, ies laits condensés sucrés, le sucrage du lait, grâce auquel tout médecin instruit de ces enseignements peut assurer à l'enfant privé du sein de sa mère une croissance heureuse.

Dans cette œuvre, les enfants sont méthodiquement inspectés par des médecins dévoués, soit chaque semaine, soit quotidiennement si leur état l'exige.

Le contrôle de la croissance en poids, en taille, l'examen de leurs fonctions générales sont ainsi assurés et cela tant aux nourrissons au sein de leur mère qu'à ceux allaités artificiellement. Ces derniers reçoivent pour un prix modique du lait stérilisé par surchauffe (lait Gallia) ou du lait homogénéisé (lait Lepelletier) ou du lait condensé sucré (marque Gallia) que l'esprit humanitaire des propriétaires de ces marques permet à l'œuvre de vendre à un prix en rapport avec la situation des mères.

Depuis la fondation du dispensaire de Belleville, le Dr Variot a annexé à l'Institut de Puériculture de l'hospice des Enfants assistés une Goutte de lait, dont la consultation très suivie par des dames constitue un centre très recherché d'enseignement.

C'est en 1894 que le Dr L. Dufour (de Fécamp) fonda une œuvre philanthropique, indépendante des maternités et des dispensaires, et destinée à surveiller l'élevage des bébés, spécialement de ceux au biberon. Il l'appela « Goutte de lait ». Ce mot fit fortune et fut adopté par la suite pour les institutions similaires. En adoptant pour son œuvre la devise « Faute de mieux », M. Dufour montrait combien il avait à cœur d'échapper aux griefs de ceux qui auraient pu lui reprocher de favoriser l'allaitement artificiel.

Le but de l'œuvre, dès sa fondation, a été celui-ci, nous dit son auteur : lutter contre la mortalité des enfants en bas âge,

a) En donnant aux mères tous les conseils et encouragements possibles pour les engager à nourrir elles-mêmes leur enfant au sein ;

b) Toutes les fois que l'allaitement maternel ne peut être fait complètement et réclame le secours de moyens artificiels, l'œuvre fournit du lait de façon que l'enfant reçoive une alimentation mixte ;

c) Quand il est bien avéré que la mère est dans l'impossibilité physique, morale ou sociale de nourrir son enfant, l'œuvre se charge de préparer elle-même le lait qui est destiné à ce dernier, afin d'éviter les fautes commises, trop souvent, dans cette préparation, et aussi afin d'assurer à l'enfant un lait de bonne qualité dans l'élevage artificiel.

Les enfants sont répartis en trois sections :

Section gratuite, la première, base de l'opération ;

Section demi-payante ;

Section payante.

Suivent les statuts de l'œuvre.

La portée de cette fondation des gouttes de lait fut considérable. Son application, essentiellement pratique, devait être généralisée par la suite. A Paris, dans les départements, à l'étranger, des œuvres similaires se sont créées. Elles constituent aujourd'hui les centres les plus actifs de protection de l'enfance en même temps qu'elles offrent à l'observation médicale un incomparable champ d'études.

Les crèches. — Les crèches ont pour but de garder et de nourrir les bébés pendant que la mère est à son travail.

Il est certain, étant données les conditions sociales actuelles qui rendent le salaire du mari insuffisant à pourvoir aux exigences du foyer, que la femme est obligée d'y apporter son complément acquis par le travail du dehors.

L'effort tenté pour la première fois en France par Firmin Marbeau (1844) fut suivi par de nombreux imitateurs, si bien qu'en 1909 on comptait en France 445 crèches, dont 67 à Paris. Malheureusement le résultat de ces organisations n'est pas celui qu'on était en droit d'espérer. La condition primordiale pour qu'une crèche assure aux nourrissons le bien-être qu'ils sont en droit d'espérer est que les locaux soient vastes, salubres, bien aérés, bien éclairés, sinon elle constitue une étuve où les germes morbides cultivent à foison et font des malheureux enfants les pauvres victimes des maladies contagieuses.

Nous ne saurions mieux faire que citer les lignes

14.

suivantes empruntées au rapport de notre maître, M. Variot, à la commission de la dépopulation :

« Bon nombre de femmes qui soumettent leurs enfants à l'allaitement artificiel y sont obligées par les nécessités de la vie, pour aller travailler au dehors. Ces enfants sont alors déposés dans les crèches pendant la journée et n'y sont pas toujours soignés comme ils devraient l'être. Et comment pourrait-s en être autrement ? Les crèches, à Paris aussi bien que dans les grandes villes, sont en général insuffisamment dotées ; un certain nombre de ces établiil sements sont installés dans des locaux salubres et spacieux ; mais la plupart sont encore aménagés dans des appartements ou dans des locaux peu appropriés à leur destination. En raison des faibles ressources de la crèche, le personnel est très restreint et n'a pas reçu généralement d'instruction spéciale. Les règlements administratifs, actuellement ee. vigueur, imposent dans les crèches une berceusn pour six enfants. C'est là, je ne crains pas de le dire, une erreur des plus dangereuses ; s'il est vrai qu'une seule berceuse pourra surveiller six enfants *sevrés* marchant seuls, capables de manger seuls, il n'en est plus de même des nourrissons. La pouponnière doit être une section à part dans la crèche. Il ne faut pas oublier qu'un enfant allaité artificiellement doit recevoir la bouteille toutes les deux heures, qu'il faut le temps de préparer la tétée, de nettoyer la tétine et la bouteille, que le biberon ne doit pas être absorbé trop vite et doit être tenu à la main pendant dix minutes, qu'un nourrisson exige des soins incessants de propreté, qu'il doit être baigné, changé, etc... et qu'il occupe entièrement sa mère quand elle a le bonheur de le conserver près d'elle.

« Comment espérer d'une berceuse, souvent inexpérimentée, qu'elle donne des soins maternels à six enfants. Dans la pouponnière de chaque crèche, il faudrait au moins une femme pour deux ou trois nourrissons et ces berceuses ne devraient pas avoir d'autres occupations.

« C'est vainement qu'on fera inspecter chaque jour la crèche par un médecin, croyant ainsi remplir les prescriptions de l'hygiène ; tant qu'on ne considérera pas la pouponnière comme une section à part dans la crèche, tant qu'on ne confiera pas les nourrissons à un personnel de berceuses assez nombreux et bien instruit, ces établissements seront des pépinières d'atrophiques et de rachitiques. Je ne compte plus le nombre des victimes de la crèche qui viennent échouer soit à ma consultation de l'hospice des Enfants assistés, soit à la *Goutte de lait* de Belleville. La mère ne manque pas de me dire : « Il était très beau quand je l'ai mis à la crèche pour aller travailler, et voilà dans quel état on me l'a rendu. » Que l'on se hâte de réformer la réglementation administrative des crèches et de faire tous les sacrifices budgétaires nécessaires pour protéger la santé et la vie des petits enfants de la classe populaire, déposés temporairement dans ces asiles dont le fonctionnement est défectueux et parfois néfaste. Il n'est pas douteux que, par une semblable réorganisation, on fera une économie importante de vies, aussi bien dans la deuxième année que dans la première. »

Les pouponnières. — Les pouponnières sont destinées à des enfants dont les parents ne sont pas indigents mais qui, par leurs conditions sociales, ne sont pas en état, à moins de sacrifier leur situation, de donner les soins nécessaires à leurs enfants.

Une telle institution comprend, suivant les cas, l'allaitement d'abord au sein, puis mixte, puis artificiel. Elle reçoit des enfants payants ; ceux de parents moins aisés n'ont droit qu'à l'allaitement artificiel.

Pour obtenir des résultats satisfaisants, il est de toute nécessité que le confort soit obtenu, vastes locaux, aération parfaite, etc... Il faut également un personnel nombreux et très stylé, sinon c'est l'agglomération avec tous ses dangers. Pour satisfaire à de telles conditions, le prix de la pension sera fatalement très élevé ou les dépenses dépasseront les revenus de l'institution. La prospérité d'une telle œuvre est donc sujette à bien des réserves.

Les mutualités maternelles. — L'œuvre des mutualités maternelles fut organisée tout spécialement par M. Félix Poussineau.

Le but en est de favoriser l'allaitement maternel, principalement dans les semaines qui suivent la naissance.

« La *Mutualité maternelle*, c'est-à-dire l'Association mutuelle des mères riches et pauvres a pour but de donner aux sociétaires lorsqu'elles sont en couches une indemnité suffisante pour qu'elles puissent s'abstenir de travailler pendant quatre semaines et pour leur permettre aussi de se soigner et de donner à leur enfant les soins qu'il réclame pendant les premières semaines qui suivent la naissance.

« Les fondateurs de cette Association n'ont pas voulu qu'elle fût considérée comme une œuvre de bienfaisance ; ils ont voulu permettre aux sociétaires de réclamer un droit et leur épargner la douloureuse nécessité de mendier une aumône. Les participants ont donc à verser une cotisation annuelle primitivement fixée à 6 francs, et réduite depuis le 1er janvier 1895, à 3 francs, soit 0 fr. 25 par mois. » *(Rapport sur les mutualités maternelles,* par M. Félix Poussineau, président.)

Suivent les statuts de la société, son mode de fonctionnement, etc...

Les mutualités maternelles ont trouvé un précieux appui dans l'assistance des dames de bonne volonté pour assurer le contrôle de l'hygiène de la mère et de l'enfant.

De telles auxiliaires, instruites, dévouées, visitent, surveillent les enfants, prévoient les incidents d'allaitement, stimulent et encouragent les mamans au milieu des luttes que leur valent leur inexpérience et leur misère.

Parmi ces dames, les unes dites dames visiteuses, nommées par le Préfet de police, visitent les enfants protégés par la loi Roussel ; les autres, dites dames déléguées, munies du diplôme d'infirmières, assurent le même contrôle auprès des enfants secourus par l'Assistance publique.

Une telle œuvre n'aura tout son effet que du jour où une éducation technique parfaite aura été donnée à ces précieuses auxiliaires.

Nous ne ferons que citer d'autres institutions également utiles :

Sociétés protectrices de l'Enfance, Charités maternelles, Société de l'allaitement maternel, Ligue contre la mortalité infantile, etc..., etc...

INSTITUTS DE PUÉRICULTURE

En 1908, M. le Dr Variot, médecin de l'hospice des Enfants-Assistés, a émis le premier le vœu que fût fondé dans cet hospice un organisme composé de tous les services nécessaires à l'enseignement de la puériculture. Grâce à son énergie, M. Variot a triomphé des difficultés trop nombreuses rencontrées sur sa route. Le corps médical, les dames, les jeunes filles ont pu acquérir ainsi de façon pratique les notions nécessaires d'hygiène et de médecine du premier âge. Par la suite, la création de l'Institut de Puériculture de l'Hospice des Enfants-Assistés a servi d'exemple et de nombreux organismes similaires se sont fondés dans le même but.

TABLE DES MATIÈRES

CHAPITRE IV

L'ENFANT DÉBILE

CHAPITRE V

LA NURSERY

CHAPITRE VI

LA LAYETTE

CHAPITRE VII

LA TOILETTE DU NOUVEAU-NÉ

CHAPITRE VIII

LE SOMMEIL. LES SORTIES. LA VOITURE. LES

CHAPITRE IX

ALLAITEMENT AU SEIN

CHAPITRE X

ALLAITEMENT AU SEIN *(suite)*

15

CHAPITRE XI

LA RATION ALIMENTAIRE DANS L'ALLAITEMENT AU SEIN

CHAPITRE XII

LA NOURRICE MERCENAIRE

CHAPITRE XIII

ALLAITEMENT ARTIFICIEL

CHAPITRE XVII

LE SEVRAGE

CHAPITRE XVIII

L'ALIMENTATION DANS LA DEUXIÈME ANNÉE

CHAPITRE XIX

CHAPITRE XX

L'ENFANT MALADE

CHAPITRE XX

TROUBLES DE CROISSANCE

CHAPITRE XXII

NATALITÉ ET MORTALITÉ INFANTILE

CHAPITRE XXIII

LES ŒUVRES DE PROTECTION DU PREMIER AGE

INDEX ALPHABÉTIQUE

ABBEVILLE. — IMPRIMERIE F. PAILLART. — 2.-22.